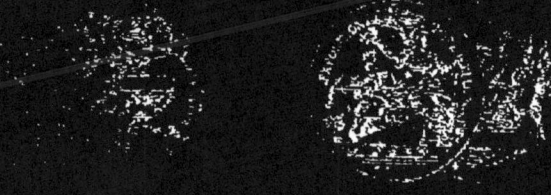

27

SAINT-HONORÉ-LES-BAINS

(NIÈVRE)

ANGLETERRE

BRUXELLES

LA MANCHE

Pas de Calais

Lille

Arras

Mézières

Laon

OCÉAN ATLANTIQUE

I. Guernesey
I. Jersey

Le Havre
Rouen
Beauvais

Enghien
PARIS
Versailles
Melun

Troyes
Chaumont

Épinal
Colmar

I. d'Ouessant

St Brieuc
Rennes
Laval
Le Mans

Alençon
Chartres

Orléans

Auxerre
Sens
Clamecy
Dijon
Besançon

Bâle

Quimper
Vannes

Angers
Nantes

Tours

Bourges

St HONORÉ
NEVERS

Berne

Belle-Ile

la Roche-s-Yon
Châteauroux

Bourbon-l'Archambault
Montluçon

Moulins
Mâcon

Bourg

Genève
la Caille

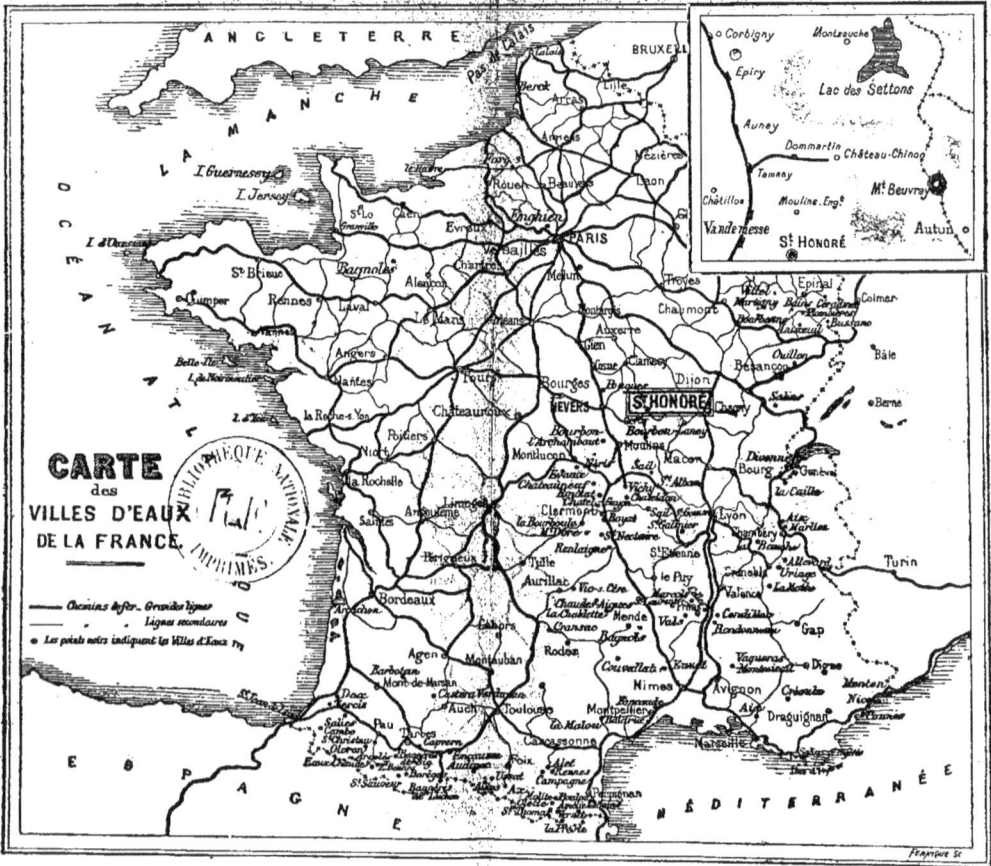

CARTE
des
VILLES D'EAUX
DE LA FRANCE

Poitiers
Niort
La Rochelle

Angoulême

Limoges
Clermont
la Bourboule
Mt Dore

Vichy
St Étienne

Lyon
Chambéry
Aix

Grenoble
Uriage

Turin

Saintes

Périgueux
Tulle

St Nectaire

le Puy

Valence

Gap

———— Chemins de fer. Grandes lignes
———— Lignes secondaires
• Les points noirs indiquent les Villes d'Eaux

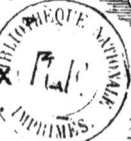

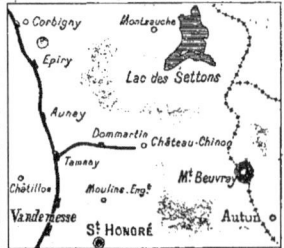

Bordeaux
Arcachon

Aurillac
Vic-s-Cère
Chaudes-Aigues
Mende

Bagnols

Digne

Agen
Montauban
Cahors

Rodez

Nîmes
Avignon

Draguignan

Barbotan
Mont-de-Marsan
Auch
Toulouse

Montpellier
Carcassonne

Marseille

MÉDITERRANÉE

Dax
Pau
Foix

Salies
Cambo
St Christau
Oloron
Eaux-Bonnes

St Sauveur
Bagnères

ESPAGNE

Inset map (top right):

Corbigny
Montsauche

Épiry
Lac des Settons

Aunay
Dommartin
Château-Chinon

Tannay

Châtillon
Moulins-Engbert
Mt Beuvray

Vandenesse
St HONORÉ
Autun

NEVERS, G. VALLIÈRE, IMPRIMEUR

Station Thermo-Minérale

DE

St-HONORÉ-LES-BAINS

(NIÈVRE)

NOTICE

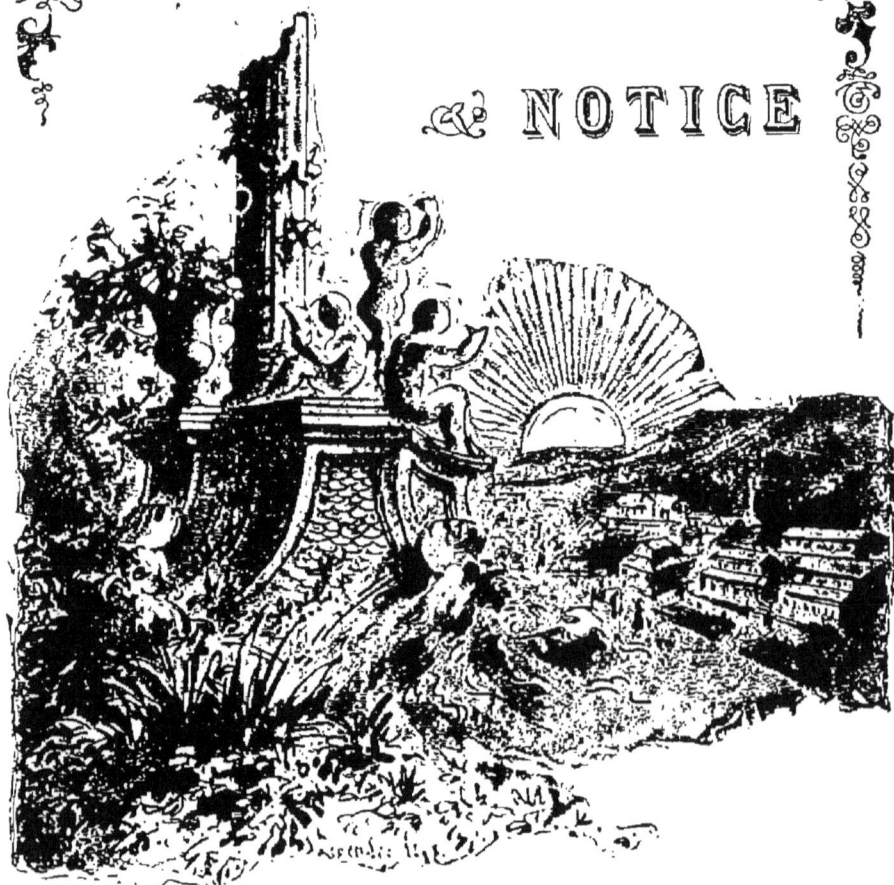

MALADIES JUSTICIABLES

DE LA STATION

DE SAINT-HONORÉ-LES-BAINS

AFFECTIONS DES MUQUEUSES.

1o MUQUEUSE RESPIRATOIRE. — Pharyngite. — Laryngite. — Angines. — Amygdalites. — Bronchites. — Emphysème. — Congestion et phthisie pulmonaires. — Pleurésie chronique. — Asthme — Catarrhe. — Affections du nez, des fosses nasales et des oreilles.

2o MUQUEUSE DIGESTIVE. — Dyspepsies *atoniques* seulement.

3o MUQUEUSE GÉNITO-URINAIRE. — Cystite *chronique*. — Blennorhée. — Leucorrhée. — Vaginite. — Métrites. — Ulcérations du col (1).

MALADIES DE LA PEAU.

Affections spécifiques. — Eczémas. — Psoriasis. — Pityriasis. — Herpès. — Acné. — Dartres, etc., etc.

AFFECTIONS CHRONIQUES.

Scrofule. — Anémie. — Chlorose. — Lymphatisme. Arthritisme. — Herpétisme. — Syphilis. — Rhumatisme. — Maladies des enfants.

DOCTEURS ATTACHÉS A L'ÉTABLISSEMENT.

MM. BINET;
BREUILLARD;
EUG. COLIN, ✳ ✿,
ex-médin.-inspr;

MM. RAOUL COMTE;
COMOY;
MARIUS ODIN ✳.

Service pharmaceutique assuré pendant la saison.

L'Administration a l'honneur d'informer MM. les Médecins que le traitement thermal et l'entrée au Casino leur sont délivrés à titre gracieux, à eux, à leurs femmes et à leurs enfants.

(1) Chaque baignoire est pourvue d'une douche locale (à faible pression) d'eau sulfureuse courante, pour le traitement de ces affections.

ITINÉRAIRE

DE PARIS A SAINT-HONORÉ-LES-BAINS

Pour se rendre de Paris à Saint-Honoré on prend indifféremment la ligne de Paris à Lyon par la Bourgogne ou celle de Paris à Lyon par le Bourbonnais.

Les baigneurs qui se rendent à Saint-Honoré *par la ligne de Bourgogne* quittent cette ligne à Laroche pour suivre ensuite la ligne de Laroche à Nevers jusqu'à Clamecy, et celle de Clamecy à Cercy-la-Tour jusqu'à la station de *Vandenesse-Saint-Honoré-les-Bains*, où ils trouvent à l'arrivée de tous les trains des omnibus confortables qui les conduisent en une demi-heure à Saint-Honoré.

Les baigneurs doivent prendre de préférence soit le train express partant de Paris à 11ʰ du matin (arrivée à Saint-Honoré à 7ʰ 41 du soir), soit le train omnibus quittant Paris à 10ʰ 25 du soir (arrivée à 8ʰ 22 du matin), en ayant soin de monter dans le vagon à destination de Vandenesse-Saint-Honoré, afin de n'avoir pas à changer de train pendant la route.

Les baigneurs qui se rendent à Saint-Honoré par *la ligne du Bourbonnais* traversent une grande partie de la forêt de Fontainebleau, Nemours, Montargis, Gien, Cosne, la vieille ville de La Charité et les usines de Fourchambault.

A Nevers, ils quittent la ligne du Bourbonnais pour prendre la ligne de Nevers à Chagny jusqu'à Cercy-la-Tour, et ensuite la ligne de Cercy-la-Tour à Clamecy jusqu'à la station *de Vandenesse-Saint-Honoré*.

Le train le plus direct par la ligne du Bourbonnais est l'express partant de Paris vers neuf heures du matin, arrivant à Nevers vers deux heures et à Vandenesse-Saint-Honoré à 4 h. 30 du soir.

Consulter, pour avoir des renseignements plus complets, l'horaire qui se trouve à la fin de la notice.

La distance de Paris à Vandenesse-Saint-Honoré est de 302 kilomètres par la ligne de la Bourgogne et de 316 kilomètres par celle du Bourbonnais. — De Vandenesse à Saint-Honoré, 7 kilomètres.

Prix total du voyage de Paris a Saint-Honoré. — Par la *Bourgogne* : 1ʳᵉ classe, 33 fr. 80 ; 2ᵉ classe, 22 fr. 85 ; 3ᵉ classe, 14 fr. 90. — Par le *Bourbonnais* : 1ʳᵉ classe, 35 fr. 40 ; 2ᵉ classe, 23 fr. 90 ; 3ᵉ classe, 15 fr. 55.

Saint-Honoré est également desservi pendant la saison thermale par la gare *de Rémilly*, pour les voyageurs venant de Lyon et de la Bourgogne.

De Rémilly à Saint-Honoré : trajet en voitures, 10 kilomètres. Omnibus à tous les trains.

La saison thermale s'ouvre le 15 mai et finit le 1ᵉʳ octobre.

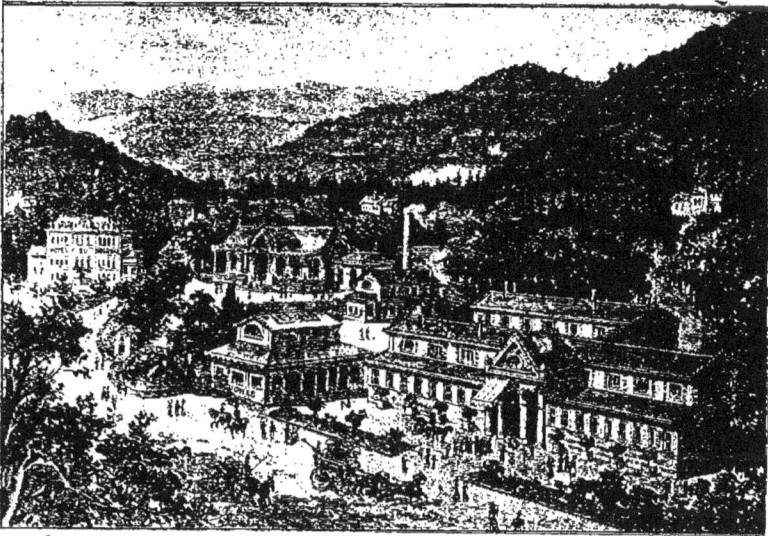

VUE GÉNÉRALE DE L'ÉTABLISSEMENT

LES

EAUX MINÉRALES

Sulfureuses, Sodiques, Arsenicales et Lithinées

DE

SAINT-HONORÉ

I.

Historique, généralités, ressources.

La station hydro-minérale de Saint-Honoré-les-Bains (Nièvre), à huit heures de Paris, est pittoresquement assise au pied du Morvan, à 302 mètres au-dessus du niveau de la mer. C'est un gros village de 1,700 habitants, entouré d'une triple ceinture de forêts, dont l'action *ozonisante*, éminemment dépuratrice de l'atmosphère, aide à la guérison de tous les malades en général. Toute cette région est salubre au plus haut degré, et de tout temps respectée par les épidémies, quelles qu'elles soient : on connaît, du reste, l'action

antiseptique remarquable qu'exercent sur l'air
atmosphérique les particules sulfureuses. A l'est
et au nord, un paysage montagneux, des plus
pittoresques, vient, selon l'expression d'Elisée
Reclus, « ravir, à chaque instant, les yeux des
baigneurs ». Ce ne sont que verdoyants pâtu-
rages, clairs et frais ruisseaux, admirables cul-
tures, sites accidentés, points de vue enchanteurs...

Le climat de Saint-Honoré est doux et tempéré :
grâce à la pente du sol et à l'imperméabilité
relative du sous-sol, il y a peu d'humidité atmosphérique. Abritée contre les vents du nord, la
station thermale présente une température
moyenne égale ou peu variable, ainsi qu'en font
foi les observations météorologiques relevées
chaque année, durant la saison des bains. En
outre, Saint-Honoré est exempt de brouillards
intenses et d'orages violents, ainsi que de vents
et de poussières.

Pendant les mois de la saison thermale, les
brusques variations sont rares, ce qui facilite
singulièrement la cure d'air. L'atmosphère, si
pure, du Morvan, le calme et la beauté d'une
végétation verdoyante et boisée, les bienfaisantes
effluves des pins et des sapins (le pays est
complanté de toutes les essences de conifères) :
tout conspire à faire oublier au baigneur ses
soucis morbides ; tout corrobore l'œuvre silen-
cieuse naturelle du traitement hydro-minéral.

Le climat est le type des *toni-sédatifs,* c'est-à-dire qu'il stimule sans exciter : il convient merveilleusement aux congestifs, aux neurasthéniques, aux arthritiques, aux enfants et aux femmes.

Toute la région est sillonnée de routes splendides traversant les sites les plus riants et les plus variés. Aux alentours mêmes de l'Établissement, on a aménagé des promenades, sauvages ou romantiques, offrant à tous les amis de la nature les points les plus pittoresques. L'Établissement lui-même est, d'ailleurs, situé au milieu d'un parc d'une délicieuse fraîcheur. Des pentes douces et graduées, si vantées, actuellement, pour la gymnastique de plein air (méthode d'Oertel) permettent un exercice musculaire progressif qui améliore grandement les fonctions cardio-respiratoires.

Quant aux hôtels et villas, ils offrent, à toutes les bourses, des installations agréables, pleines d'aisance et de confort : la localité fournit, du reste, des ressources alimentaires renommées, qui contribuent, dans une certaine mesure, au remontement des affaiblis.

On recommande surtout aux baigneurs, comme excursions : le beau château de la Montagne, avec son magnifique bois du Deffand ; le gracieux étang du Seu ; le vaste panorama de la Vieille-Montagne ; le Désert ; la ville, si originale, de Château-Chinon ; le mont Beuvray, avec les ruines de Bibracte,

ancienne cité gauloise, et surtout le superbe
lac des Settons (25 millions de mètres cubes
d'eau, 27 kilomètres de pourtour), dans un paysage qui rappelle les sites les plus renommés
d'Ecosse.

Le Dr X. Gillot a fait une savante étude de la
curieuse *flore* de la région, dont M. de Laplanche
a décrit la *faune*, également très-variée. Quant à
la question agricole, elle a été surtout traitée par
M. Salomon, ancien directeur de la ferme-école de
Saint-Michel. Nous renvoyons à ces travaux ceux
de nos lecteurs qui s'intéressent à ces détails, nous
réservant de ne traiter, ici, que la question
hydro-médicale proprement dite.

Un mot encore sur les distractions de la station. Le casino et le théâtre sont, depuis nombre
d'années, placés sous l'habile direction de M. S.
Costa, ancien directeur du théâtre de Nice.
Trois fois par jour, un orchestre d'élite donne,
dans le parc de l'Établissement, des concerts
très-suivis.

Le théâtre est une jolie construction, tout
récemment réédifiée sur les flancs d'une colline
surplombant les Thermes ; sur cette colline,
on respire l'atmosphère embaumée des sapinières,
chauffées par le soleil pendant la journée. Une sage
prévoyance a réuni, dans les salons du Casino,
tous les jeux et distractions, indispensables en
cas de mauvais temps passager et d'impossibilité
d'excursions pour certains baigneurs. Réunions

concertantes ou dansantes, salons de lecture et de jeux, tout s'y trouve groupé. Il y a même un guignol lyonnais... pour les enfants, petits et grands !

La salle de théâtre est coquette et fort bien aménagée : une excellente troupe de comédie et d'opéra-comique y donne, chaque soir, des représentations, très-suivies, de toutes les pièces du répertoire.

Saint-Honoré, l'*Arbandat* des anciens Gaulois, a une glorieuse histoire. Ses eaux étaient déjà connues avant la période romaine : les soldats de Jules César en expérimentèrent la valeur contre la lèpre, que certains d'entre eux avaient rapportée d'Orient. Mais c'est principalement sous Tibère, que les thermes d'Alisence (*aquæ Alisencii, aquæ Nisinei*) acquirent une grande réputation. Les recherches de R. Cortambert; les substructions, mises au jour, dans toute leur importance, par M. le marquis d'Espeuilles; les pièces de monnaie et les vases à boire, ainsi que d'autres vestiges archéologiques, tout indique, d'ailleurs, l'antique renommée de la vieille nymphe nivernaise.

Les thermes actuels remontent à l'an 1851, époque à laquelle le génie bienfaisant de M. le sénateur marquis d'Espeuilles décida du captage des eaux et de l'installation définitive d'un établissement hydro-minéral.

Cet établissement, aujourd'hui l'un des plus confortables de notre pays, est entouré d'un beau parc et couronné par un mamelon revêtu de pins et de chênes séculaires. Outre les sources thermales, si abondantes et si remarquables, dont nous allons parler tout à l'heure, il est (chose rare en France), muni d'une eau de source froide (la Vieille-Montagne, dont la température n'excède jamais 8 degrés, dans les plus grandes chaleurs): précieuse ressource pour les pratiques hydrothérapiques, importantes en médecine thermale. En effet, en dehors de l'action de l'eau froide dans les maladies nerveuses (aujourd'hui légion), l'hydrothérapie devient, souvent, un auxiliaire indispensable, à l'issue de la cure thermale, pour aguerrir la peau devenue trop sensible et modérer une activité diaphorétique, qu'a exagérée la balnéation chaude.

Les *eaux des sources tièdes sulfurées sodiques et arsenicales* de Saint-Honoré « ne sont en relation, dit M. Michel Lévy, avec aucune roche éruptive moderne. Ce sont des eaux de faille profonde. On ne peut facilement les rapporter à aucune nappe d'infiltration artésienne. Elles émergent d'une assez grande profondeur ». Ces eaux se

minéralisent, selon toute vraisemblance, par lixi-
viation des roches et minéraux qu'elles ren-
contrent, sous l'influence d'une grande pression
et d'une haute thermalité.

Cinq sources minérales (*Marquise*, *Romains*,
Crevasse, *Acacia* et *Grotte*), dont la thermalité,
tiède, varie entre 23 et 31 degrés, fournissent,
par vingt-quatre heures, un volume de près de
1,000 mètres cubes d'eau. Toutes les sources
émergent, selon une ligne presque droite de
60 mètres environ, à une altitude de 272 mètres ;
elles constituent, par leur teneur variée en principes minéralisateurs, une sorte de *gamme* théra-
peuthique, dont l'adaptation se fait aisément
aux individualités morbides si variables, pour
lesquelles notre station se trouve être indiquée.
De plus, grâce à l'association du soufre et de
l'arsenic, Saint-Honoré constitue un type particulier, unique en France, l'eau sulfo-arsenicale :
cette association, qui explique l'étrange stabilité
de ses effets physiologiques, et qui rend compte,
jusqu'à un certain point, des guérisons inespé-
rées qu'elle provoque, — cette association,
disons-nous, ne se retrouve guère que dans
l'eau, reconstituante et stimulante, de Hammam-
Meskoutine, province de Constantine (Algérie).

ANALYSE

Faite en 1851 par M. Ossian Henry, reprise, en 1880, par le regretté Personne, l'analyse a donné, pour les sources de la Crevasse et des Romains, les résultats suivants :

Eau : 1,000 grammes (source de la Crevasse).

Bicarbonate de chaux.	} 0,098
— de magnésie.	
— de soude et de potasse.	0,040
Silicate de potasse.	} 0,034
Silicate de soude.	
Silicate d'alumine.	0,023
Sulfure alcalin.	0,003
Sulfate de soude.	0,132
— de chaux.	0,032
Chlorure de sodium.	0,300
— de potassium évalué	0,005
Iodure alcalin.	} traces.
Lithine.	
Oxyde de fer et matière organique.	0,007
Manganèse.	indices.
Matière organique.	} indéterminé.
Glairine rudimentaire.	

0,674

Gaz acide sulfhydrique libre.	0,070
— carbonique libre.	1/9 du volume.
Gaz azote.	} indéterminé.
— trace d'oxygène.	

(Signé) : OSSIAN HENRY.

Eau : 1,000 grammes.

	Source Crevasse.	Source des Romains.
Acide arsénique.	0,0012	0,0007
Manganèse.	0,0013	0,0005

(Signé) : PERSONNE.

Des analyses plus récentes sont venues confirmer ces résultats. M. le professeur Parmentier, envoyé par le Gouvernement (en janvier 1894) pour procéder, à l'occasion d'une demande de périmètre de protection, à une nouvelle analyse des eaux des sources de cette station, a retrouvé dans ces eaux la même quantité d'*arsenic* qu'avait trouvée M. Personne.

De plus, il a constaté la présence des principes suivants :

> *Sulfate de lithine,*
> *Bromure de potassium,*
> *Phosphate de chaux.*

On sait quel est le nombre d'affections pour lesquelles on recherche la lithine, et un certain nombre d'eaux doivent leur réputation à ce corps. Le phosphate de chaux se retrouve très-rarement dans les eaux minérales.

Un mot sur les propriétés du soufre et de l'arsenic, qui constituent les *dominantes* thérapeutiques de l'action de Saint-Honoré.

« Pas de vie sans soufre », a dit, avec raison, Beneke. Le soufre, en effet, fait partie intégrante de la molécule d'albumine, si importante dans les êtres animés. Bien que nous ignorions exactement le rôle joué par le soufre dans cette molécule, nous pouvons affirmer que le protoplasma est construit avec une proportion déterminée de ce métalloïde : la principale raison de cette déduction, c'est que la nature est ennemie de tout luxe inutile. A son état d'extrême division moléculaire, dans l'eau de Saint-Honoré, le soufre possède la propriété de se combiner, aisément, avec l'oxygène libre de l'air et de rendre, avec autant de facilité, l'oxygène qu'il a absorbé. Cette sorte de combustion des tissus par l'oxygène à l'état naissant nous explique, en partie, l'énergie des oxydations provoquées par la cure saint-honoréenne. Le soufre est, d'ailleurs, avec l'arsenic et les alcalins, le grand stimulant du système nerveux, du système musculaire, des muqueuses digestive et respiratoire, de l'appareil cutané et lymphatique. Dans les tissus malades, il provoque des réactions particulières, aboutissant à la guérison.

L'hydrogène sulfuré et les sulfures, recélés dans les eaux de Saint-Honoré, représentent de véritables réservoirs de soufre, finement divisé et rendu éminemment absorbable, notamment par les voies respiratoires. Quant aux voies digestives, elles tolèrent admirablement l'eau minérale, qui y séjourne fort peu, en raison, probablement, de ses propriétés excitantes sur les fibres lisses du tube digestif.

La part dévolue à l'arsenic n'est pas moins importante que celle du soufre. L'arsenic, en effet, augmente l'élimination de l'urée et diminue celle des chlorures : action doublement précieuse contre la misère physiologique. L'arsenic stimule la nutrition et préserve les hématies, fauteurs de toute sanguification. La suractivité qu'il imprime aux fonctions se traduit par une rapide augmentation du poids du corps et de la vigueur musculaire : le fait est constant, à Saint-Honoré, chez les malades venus dans un but anti-dénutritif. Le grand avantage de l'arsenic hydro-minéral sur celui de l'officine, c'est qu'il n'amène jamais d'intolérance. Il fait taire la gastralgie, augmente notablement l'appétit et facilite la digestion ; il double l'endurance à la fatigue. C'est par la suractivité imprimée aux éléments cellulaires et par l'accroissement des échanges nutritifs, que cette action se manifeste. Grâce à son assimilabilité spéciale, l'arsenic, dans l'eau de Saint-Honoré, agit à faibles doses, longuement continuées : il fait disparaître la bradypepsie, la pesanteur épigastrique, la congestion faciale avec tendance au sommeil après les repas. Il raccourcit et ravive, étonamment, la fonction eupeptique. *On a toujours faim à Saint-Honoré* : c'est en cette station qu'il est surtout facile de solliciter une suralimentation intensive, en cas de misère physiologique.

L'action tonique des arsénicaux sur la fonction cardio-respiratoire est décrite à peu près de toute antiquité. La dyspnée d'effort et l'essoufflement sont inconnus, l'agilité et l'euphorie constantes, chez les arsénicophages. En modérant l'activité de l'hématose, l'arsenic épargne les combustions

et la désassimilation, redresse les actes trophiques, modifie les états nerveux, dermopa-
thiques, paludiques, etc., augmente l'embon-
point et la fraîcheur du teint, lustre et invigore
les cheveux et les productions épidermiques en
général D'ailleurs, l'augment de l'appétence ne
favorise-t-il pas, naturellement, l'emmagasine-
ment de la graisse, chez l'émacié, l'arrêt de la
dénutrition, chez le cachectique ? L'arsenic a, en
outre, l'avantage d'activer l'élaboration des hu-
meurs et tissus normaux, de stimuler la sphère
cérébro spinale et de déraciner l'olighémie scro-
fuleuse, en conférant la fermeté des chairs, l'apti-
tude musculo-osseuse, en éloignant des orga-
nismes l'atonie et la torpidité, viciatrices de tant
de nutritions !

Tout ce que nous venons de dire de l'arsenic
s'applique étroitement à l'eau de Saint-Honoré,
qui en contient des doses pondérables et thérapeutiques. C'est l'eau la plus arsénicale, après la
Bourboule : quoi d'étonnant qu'elle exerce, sur
les granulations tuberculeuses et sur les productions microbiennes, en général, une action
nécrophytique et anti-bacillaire reconnue et ad-
mirée de tous les cliniciens ?

L'Etablissement, construit sur les sources
mêmes, d'après les plans de l'ingénieur François,
est distant de 4 à 500 mètres du bourg de Saint-

Honoré. Il possède : plusieurs buvettes pour les sources ; deux vastes salles d'inhalation ; une salle de pulvérisations chaudes et froides ; une vaste piscine à eau courante, vraie rivière sulfureuse, à 31 degrés, dont l'eau est incessamment renouvelée, et où un grand nombre de baigneurs se livrent, simultanément, au salutaire exercice de la natation ; vingt-cinq cabinets de bains, comprenant vingt-cinq baignoires ; cinq cabinets avec bains et douches chaudes et froides ; un cabinet pour bain de siége froid et pour bain de siége chaud ; un cabinet avec appareils perfectionnés pour douches ascendantes, injections et irrigations vagino-rectales, douches circulaires et périnéales ; quatre salles pour douches générales ; deux salles pour douches de pieds et de jambes ; deux salles pour bains de pieds ; un préau pour les gargarismes ; deux salles pour bains et douches de vapeur, etc., etc.

L'Établissement thermal de Saint-Honoré est aujourd'hui l'un des plus complets de France : salles centrales, promenoir, salles d'attente ; salles d'inhalation, de pulvérisation et buvette ; salles de bains et de douches, tous appareils employés en hydrothérapie thermale ; vaste piscine à eau courante naturellement chaude. Un nouvel établissement de douches de toute nature a été construit et une abondante source d'eau très-froide permet de faire de l'hydrothérapie comme on en fait dans peu de stations.

Les Thermes forment un grand quadrilatère divisé en deux parties, réservées la première aux dames, la seconde aux messieurs.

Au milieu se trouve un grand couloir donnant d'un côté sur les salles de douche (jet, pluie, cercle, etc.), avec six cabines communiquant directement avec les salles où l'on douche.

De l'autre côté, sont des cabinets réservés où se prennent les bains spéciaux, douches ascendantes, bains de siége, douches locales, etc.

Du côté des hommes, ces cabinets sont réservés au massage, au bain et à la douche de vapeur, au bain de siége, à la douche ascendante.

Les douches de pieds, qui sont une des spécialités de Saint-Honoré, ont été améliorées et transportées dans l'ancien local hydrothérapique.

Inutile de dire que ces douches sont froides, tièdes ou chaudes, suivant la nécessité : une batterie de robinets sert à diriger l'eau, dont la pression varie entre douze et vingt mètres.

Un détail qui a son importance, c'est celui-ci : la vapeur qui provient de l'hydrothérapie ne séjourne pas dans l'établissement ; elle s'échappe par un châssis vitré, placé dans la partie la plus élevée de l'édifice.

Les douches destinées aux affections de l'utérus ont été installées avec un soin tout particulier. Dans chacune des grandes douches pour dames, existe un appareil au moyen duquel on peut administrer, simultanément ou séparément, le

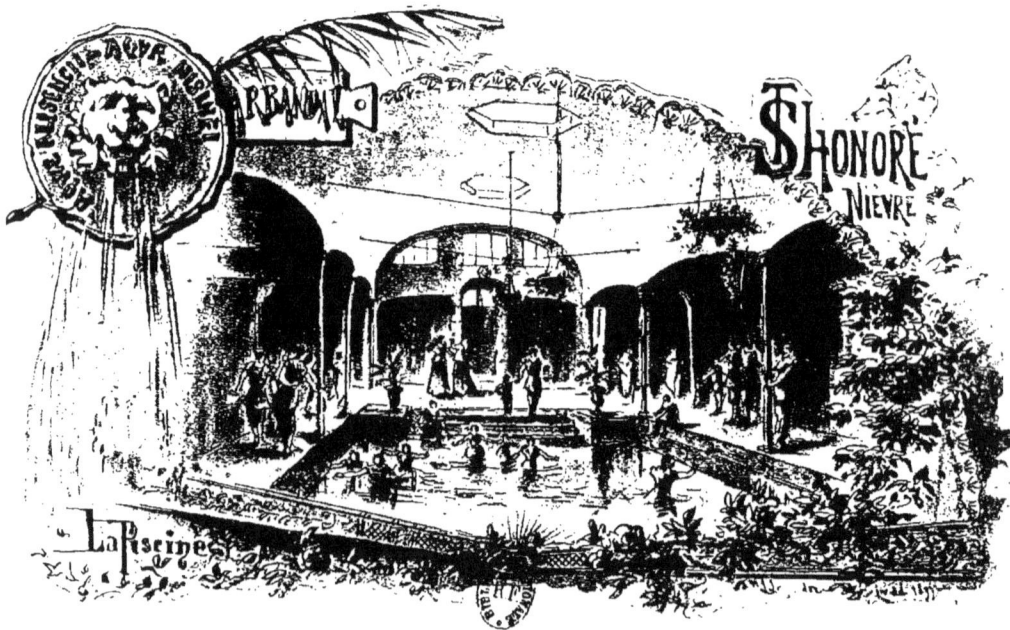

St HONORÉ
NIÈVRE

« La Piscine »

bain de siége à eau courante, l'irrigation vaginale, la douche rectale et la douche lombaire. La pression de ces douches et la température sont variables, suivant les indications.

Dans chaque cabine de bains, avec grande douche, est placé un récipient, muni d'un long tube en caoutchouc; à l'extrémité du tube on adapte un jet ou une pomme d'arrosoir en verre. Cette disposition permet à la malade de s'en servir pendant la durée du bain, soit continuellement, soit par intermittence. La température est donnée d'après l'ordonnance du médecin; il en est de même de la pression, qui diminue ou augmente suivant qu'on baisse ou qu'on élève le récipient, glissant sur deux tiges métalliques perpendiculaires. Ce récipient est fixé au point demandé par une vis de pression.

Comme on le voit, rien n'a été épargné pour doter l'Établissement d'une installation parfaite, d'une ingéniosité hors ligne et qui est peut-être la perfection.

L'outillage est complet. Quoi d'étonnant qu'à de pareilles armes, les maladies justiciables des eaux sulfo-arsenicales ne puissent longtemps résister, le corps médical étant, d'ailleurs, toujours, à la hauteur de sa tâche?

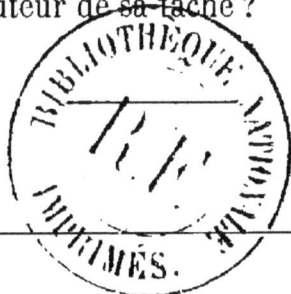

II.

Résumé clinique des indications capitales.

Les eaux minérales de Saint-Honoré sont limpides, incolores, transparentes, d'un goût alcales-
cent et onctueux, d'une odeur hépatique plus ou
moins marquée, selon la quantité des bulles
d'acide sulfhydrique libre qui la traversent. Des
conferves, appartenant au groupe des *sulfuraires*,
et riches en iode, prennent naissance aux grif-
fons.

Grâce à sa précieuse thermalité, l'eau de Saint-
Honoré est utilisée en boisson, bains, inhalations,
gargarismes, etc. Elle se boit aisément et se
digère vite, stimulant notablement l'appétit et
régularisant, d'une façon remarquable, le fonctionnement de l'estomac et de l'intestin. Outre
son action stomachique, signalée par tous les
auteurs, il est incontestable qu'elle pousse notablement à la sécrétion cutanée et à la diurèse : il
n'est même pas rare de constater l'issue de graviers, à la suite de son ingestion, et l'excitation
érythémateuse passagère de l'épiderme, qui reflète,
sur le tégument externe, l'activité des eaux.

La saveur des sources, légèrement alcaline et
soufrée, est masquée par la douce thermalité du
breuvage naturel : les plus délicats s'y habituent

très-vite. L'eau de Saint-Honoré ne pèse en rien sur l'estomac. Elle passe rapidement, antisaburrale, sur les parois gastriques ; augmente l'appétit, la diurèse, la diaphorèse, facilite l'expectoration et la détersion des voies aériennes, par sa valeur stimulante et béchique hors de pair.

Les *bains*, très-utiles surtout chez les arthritiques asthéniques et nerveux, ont une valeur astringente, toni-sédative et amie de la peau. Les bains de piscine et surtout les douches sont plus énergiques encore, à cet égard : l'action de l'eau sur la peau se traduit, alors, par un pouvoir tonique du meilleur aloi. En pulvérisations, inhalations, injections, gargarismes, etc., l'eau constitue une sorte de *pansement*, qui modifie puissamment les états morbides chroniques des muqueuses, en détergeant leurs produits catarrhaux et résolvant leurs lésions inflammatoires.

L'inhalation, principalement, telle qu'elle fonctionne à Saint-Honoré, possède des propriétés antiseptiques et cicatrisantes fort énergiques. L'eau pénètre, ainsi, dans les plus fines ramifications des bronches : les catarrhes respiratoires chroniques, avec leurs expectorations abondantes et intarissables, et leurs exulcérations alvéolaires obligées ; l'oppression des emphysémateux et des dilatés bronchiques, les aphonies, bronchonhées, coqueluches tenaces et tuberculoses des premiers degrés, trouvent, dans cette pratique thermale; un traitement de haute prévoyance et d'excel_

lente valeur curative. Les artistes lyriques et
dramatiques, les professeurs et les membres du
clergé apprécient, surtout, ces inhalations, qui
rendent aux larynx fatigués leur timbre normal
et leur santé coutumière.

A l'intérieur, Saint-Honoré est surtout utile aux
organismes affaiblis, torpides, lymphatiques. Son
action, doucement dépurative et antispasmodique,
s'adresse principalement aux cachexies et à la
misère physiologique. Elle convient peu aux
sujets *éréthiques*, c'est-à-dire disposés aux congestions. On peut d'ailleurs, à l'exemple de Durand-
Fardel, classer en trois groupes les indications
particulières à ces eaux sulfureuses :

1º *Applications spéciales*, dues à la qualité chi-
mique des eaux : dartres, herpès, catarrhes respiratoires et autres affections justiciables du
soufre et de l'arsenic ;

2º *Applications communes*, dues à la thermalité :
arthritis, lymphatisme, scrofule, syphilis, chloro-
anémie, etc...;

3º *Applications secondaires*, dues aux procédés
balnéothérapiques : métrites, maladies d'estomac,
maladies chirurgicales...

Nous allons passer rapidement en revue les
principales applications thérapeutiques des eaux
de Saint-Honoré.

MALADIES GÉNÉRALES. — Le triomphe thérapeutique de Saint-Honoré est dans la cure de
certains états généraux graves de l'organisme, où
les agents médicamenteux échouent d'ordinaire.
Dans la *scrofule* et dans la *tuberculose*, notamment, si rebelles à la pharmacologie, Saint-
Honoré opère de véritables miracles. Dans l'*herpétisme*, nous verrons tout à l'heure son action
sur les manifestations cutanées : cette action est,
évidemment, due à la modification radicale
apportée dans l'organisme par une eau sulfo-
arsenicale, sortie animée et vivante des entrailles
de la terre. « La chimie de la nature, a écrit
Bourdon, vaut bien mieux que celle du labora-
toire. » La *diathèse arthritique*, surtout celle qui
est marquée par des lésions rhumatismales chroniques et déformantes, par des névralgies inter-
costales rebelles, et principalement par ces douleurs lombo-abdominales, — dont l'existence de
la femme est si souvent empoisonnée, — la
diathèse arthritique, disons-nous, s'améliore aisément par une ou deux saisons à Saint-Honoré.

L'action trophique du soufre et de l'arsenic se
joint, ici, à l'action éliminatrice de la lithine,
pour détruire les causes et expulser les produits
de l'arthritis.

Saint-Honoré est surtout indiqué dans les
manifestations rhumatismales chroniques et dans
les états para-rhumatismaux ; névralgies, sciati-
ques anciennes, parésies et atrophies musculaires,

gonflements osseux, contractures et rigidités tendineuses, exsudats articulaires chroniques, fongosités (dont le traitement thermal facilite la régression graisseuse), raideurs et semi-ankyloses articulaires. Seul, l'état inflammatoire apporte des contre-indications au traitement thermal. Mais les formes non phelgmasiques, rhumatoïdes et déformantes, les nodosités d'Heberden, le rhumatisme fibreux (rétraction de l'aponévrose palmaire) se montrent, au plus haut point, justiciables de la cure, au même titre que le lumbago chronique et le rhumatisme viscéral.

Bien dirigée, la cure thermale précipite la nutrition ralentie et empêche les troubles trophiques réflexes, sans jamais rappeler de malencontreuses poussées aiguës. C'est ce qu'on observe, par exemple, dans les congestions viscérales et surtout dans les congestions pulmonaires des arthritiques : celles-là sont toujours heureusement modifiées par Saint-Honoré. Avec l'élément douleur, le traitement thermal chasse aussi l'éréthisme nerveux, et c'est ainsi que bien des névroses de nature arthritique (et la *neurasthénie*, en première ligne) sont, assez fréquemment, tributaires de Saint-Honoré.

La scrofule, cette diathèse si répandue, qui fait de l'organisme un terrain des plus favorables à la génération du tubercule et des dermatoses les plus variées ; la scrofule, qui rend les muqueuses si vulnérables et si sensibles, est éminemment justiciable de la cure thermale, qui stimule l'énergie cellulaire affaiblie, guérit la leucémie et active la phagocytose, grâce au soufre, à l'arsenic, au fer, au manganèse. Bien souvent, un vague état d'anémie, peu inquiétant, masque la prétuberculose, chez les jeunes garçons et surtout les jeunes filles. L'albuminurie de croissance, la phosphaturie, la débilité générale, sont les symptômes de ces états morbides, fréquents pendant les convalescences des affections rhumatismales aiguës ou des pyrexies infectieuses. Saint-Honoré a rendu, en cette occurrence, d'éclatants services curatifs : ses eaux ne sont-elles pas, comme toutes les protogéiques, des eaux *multidotées*, c'est-à-dire offrant au thérapeute (comme l'affirme Gubler), la réunion efficace de toutes les matières minérales indispensables à l'entretien du sérum et des globules sanguins (lymphes inorganiques) ?

Pour toutes ces raisons, le *rachitisme*, le *goître*, le *scorbut*, l'*anémie des pays chauds*, si ordinairement liée à l'*impaludisme*, trouvent également de fréquentes indications thérapeutiques dans l'eau thermale sulfo-arsenicale de la Nièvre. Enfin, les engorgements glandulaires du jeune âge et les empoisonnements métalliques, surtout ceux par le plomb et le mercure, guérissent, à Saint-Honoré, avec la plus surprenante facilité. Ces eaux éliminent, en effet, les métaux hors de l'organisme, comme elles éliminent les virus et tous les levains morbides.

Chez les syphilitiques, la cure sulfureuse arsenicale nous représente un remarquable adjuvant du traitement spécifique. D'abord, elle possède, au plus haut degré, l'action tonique et remontante, capable de permettre la parfaite tolérance hydrargyrique. L'économie une fois mise en état de résister contre l'infection, la neurasthénie syphilitique se trouve enrayée, par l'impulsion physiologique donnée aux échanges d'oxydation, les éliminations se trouvant accrues par tous les émonctoires. Naturellement, le traitement thermal sera conduit avec modération. Le soufre et l'arsenic sont les meilleurs corrélatifs de l'iode et du mercure, et cela, dès les premiers accidents. Mais il faut résister aux tendances du client à forcer les doses, sous peine d'avoir à déplorer des poussées désagréables. La cure de Saint-Honoré s'adresse, surtout, aux syphilis rebelles et larvées. Elle sert à donner au sang l'impulsion et la pureté nécessaire pour l'utilisation intégrale des ressources spécifiques: autrement dit, à reconstituer l'hématie, agent principal de la nutrition et du bon fonctionnement de l'être humain.

MALADIES DES VOIES RESPIRATOIRES. — L'action générale tonique et reconstituante de Saint-Honoré nous explique, en partie, ses heureux effets dans les formes les plus graves de la *phthisie pulmonaire*. Mais, outre cette action générale, *totius substantiæ*, ces eaux possèdent une

action élective, spécifique même, sur les vési-
cules pulmonaires. Elles augmentent la capacité
respiratoire, modifient l'expectoration, diminuent
l'oppression et l'anxiété des malades, et im-
priment, en un mot, à tout l'organisme, un
cachet de *réaction vitale* accentuée. Pour obtenir
ces heureux effets, et arriver à la guérison, tant
rêvée, de la phthisie, il importe de recourir au
traitement thermal chez des sujets peu excitables,
indemnes d'hémorragies et de congestions pulmonaires. A cette seule condition, on peut, *même
dans les périodes avancées*, escompter les plus
inappréciables résultats.

Dans les *catarrhes* chroniques de la trachée et
des bronches, dans les dilatations bronchiques,
l'emphysème et l'*asthme*, les effets curatifs de
Saint-Honoré sont, peut-être, plus marqués
encore.

Cette eau possède une action résolutive et anti-
catarrhale, ou plutôt une action *substitutive sur
l'élément catarrhal*. Elle dissipe les fluxions
congestives préparatoires, chez les asthmatiques;
rend plus abondante et plus fluide l'expectoration, pour la tarir ensuite. Elle agit, d'ailleurs,
contre les trois éléments de l'asthme : l'élément
catarrhal, l'élément nerveux ou spasme, l'élément
organique ou emphysème. L'essentiel est de ne
pas confondre l'asthme avec la dyspnée paroxyo-
tique des artério-scléreux. C'est à tort qu'on a
parfois présenté, comme hyposthénisantes, les

sources de Saint-Honoré. Elles sont toujours contre-indiquées chez les cardiaques, de même que dans les états bronchiques avec fièvre.

Voici, du reste, comment se traduit leur *modus agendi* :

Sous l'influence de l'eau, prise en boisson ou en inhalations, les muqueuses apparaissent bientôt comme réinflammées à l'état *subaigu* : l'expectoration, d'abord véhémentement sollicitée, diminue bientôt, par suite d'une action substitutive ou de révulsion. Les crachats perdent, ensuite, leur purulence et leur mauvaise odeur ; la respiration se fait plus calme et plus libre, la circulation générale se régularise ; le rythme cardio-pulmonaire redevient normal. C'est ce que les anciens nommaient la *restitution ad integrum*.

Dans l'*angine glanduleuse*, si commune chez les chanteurs, orateurs et chez tous ceux qui usent et abusent de la parole (*clergymne's disease* des Anglais), les eaux de Saint-Honoré agissent doublement : d'abord contre la diathèse arthritique, qui en est la cause, et ensuite contre les lésions inflammatoires *chroniques* de la muqueuse de la gorge. L'amélioration de toutes ces inflammations du pharynx et de l'arrière-cavité des fosses nasales, la guérison des états congestifs du larynx, surtout chez les sujets lymphatiques, scrofuleux ou syphilitiques, sont (on peut le dire sans exagération) la règle constante ; et les cas rebelles sont l'infime exception. Dans les *laryn-gites* chroniques, les plus habiles spécialistes apprécient la toute-puissance des eaux niver-naises, et cela d'une manière pratique, puisqu'ils envoient, de préférence, leurs malades dans la station. La *phthisie laryngée*, elle-même, s'amende et peut guérir à Saint-Honoré lorsque, toutefois, il n'y a ni ulcération avancée, ni œdème de la glotte.

Pour en finir avec les maladies de l'arbre aérien, ajoutons que les *pneumonies* chroniques et les anciennes *pleurésies* sont parfaitement justi-ciables de la cure hydriatique. Les sources de Saint-Honoré ne sont-elles pas, par leur admi-rable composition, appropriées, au plus haut point, à la cure de toutes les convalescences ? Cette catégorie de baigneurs est celle qui ressent le mieux les bienfaits de la station : les pro-priétés chimiques (soufre et arsenic) et physiques (thermalité modérée) rendent, évidemment, compte de cette action rapide de reconstitution, de revivification (si l'on peut dire) des orga-nismes les plus tarés et les plus affaiblis.

. Les eaux de Saint-Honoré, augmentant les apports nutritifs et les réserves vitales, relèvent l'énergie plastique déprimée et favorisent, éton-namment, la résorption des néoplasies morbides, par suite de leur influence, profondément insi-nuante, sur la vie cellulaire intime. Par elles, le sang se vivifie, la densité de son sérum augmente et l'hypérinose diminue ; par elles, la genèse des hématoblastes est favorisée. De là, action puissante contre les formes torpides et apyrétiques du tubercule, alors qu'il s'agit d'obtenir une prompte réfection des éléments anatomiques les plus misérables, pour employer l'expression de Virchow.

Enfin les complications pulmonaires des glycosuriques doivent être, toujours, orientés vers la belle station du Morvan, dont l'activité thérapeutique s'exerce, tout à la fois, contre la glycogénèse et contre les pneumopathies. L'état fébrile et hémoptoïque seulement contre-indiquera la cure thermale qui, du reste, n'est guère plus possible ailleurs. Car ce ne sont pas les eaux minérales qui éteignent jamais l'incendie dans les voies respiratoires ; il n'en est point de capables de cet office.

MALADIES DE LA PEAU. — Dans toutes les affections cutanées, l'usage de Saint-Honoré, *intus* et *extra*, est puissamment utile. Les bains, d'abord, produisent sur la peau une sensation de douceur inexprimable, que les malades traduisent par la manifestation reconnaissante d'un bien-être jusqu'alors inconnu. L'action résolutive et détersive s'exerce, ensuite, peu à peu, dans les *dartres* sèches, pityriasis, psoriasis, prurigo *ani* et *pudendi*, lichen, ichthyose, etc., de même que dans les *dermatoses humides*, *eczéma*, scrofulides, ecthyma, rupia, acné et couperose, ainsi que dans certains *lupus* graves et dans les nombreux et variés types d'*ulcérations rebelles* des jambes (plaies variqueuses et autres).

On ne peut se faire une idée du nombre d'eczémateux radicalement guéris à la station de Saint-Honoré-les-Bains : ce qui prouve évidemment la prédilection de ces eaux pour tout ce qui ressortit à l'arthritisme et à la scrofule, l'eczéma étant toujours le dérivé d'une de ces deux diathèses.

On voit guérir, dans la belle station nivernaise, un grand nombre d'herpétides et d'arthritides, réfractaires aux médications les plus rationnelles : urticaire chronique, eczéma à forme squameuse, lichénoïde, intertrigo des personnes grasses, psoriasis ulcéreux. L'acthyma, le prurigo et le pityriasis chronique, ainsi que les lichens *plan* et *agrius*, sont souvent modifiés, avec avantages, par la pratique des bains prolongés. Il en est de même des ulcères anciens et atoniques. Cela nous amène à la chirurgie : depuis Jules César, les « aquæ Alisentii » ne sont-elles pas considérées comme des eaux d'*arquebusade ?*

APPLICATIONS A LA CHIRURGIE. — Les eaux de Saint-Honoré sont, comme le disaient les anciens, « vulnéraires et fondantes ». Leur bonne influence s'exerce surtout dans les anciennes *blessures par armes à feu*, les *plaies* atoniques, les vieilles *frac-tures*, les *entorses* chroniques, les *luxations* mal réduites, les déformations *articulaires*, les *con-tractures* et les *atrophies* musculaires, et même certaines paralysies, dites *rhumatismales*, des membres, surtout lorsqu'elles sont bien localisées et déjà anciennes.

Dans tous ces *cas de chirurgie*, les eaux agissent, comme toujours, de deux manières : en remontant l'économie tout entière et en exer-çant sur les lésions une action locale, topique, élective.

MALADIES DU TUBE DIGESTIF. — Ce qui dis-tingue, à mon avis, Saint-Honoré des autres sul-fureuses, c'est sa précieuse affinité pour l'es-tomac. Non-seulement ses eaux sont parfaite-ment digérées, mais encore elles excitent les estomacs atoniques, préviennent la constipation et combattent les affections hémorroïdaires et la pléthore abdominale. Un verre d'eau de la Crevasse, pris deux heures après le repas, arrête (on peut s'en convaincre) toutes fermentations lacto-butyriques ou ptomaïniennes. Cette action eupeptique, « amie de l'estomac », est surtout bien précieuse contre le syndrôme initial gas-trique de la tuberculose et contre la bradytrophie des arthritiques, avec engorgement de la veine-porte et catarrhe de l'estomac. Même dans les cas de gastrite, il est une source que l'on peut encore utiliser et qui est aussi douce à l'estomac que les bicarbonatées les mieux tolérées : la source des Romains.

III.

Maladies des femmes et des enfants.

De longue date, la tradition médicale avait observé que les eaux sulfo-arsenicales de Saint-Honoré-les-Bains guérissaient, chez la femme, la prédisposition aux fausses couches, et, fréquemment, favorisaient une imprégnation ultérieure désirée. Mais, jusqu'à ces dernières années, les praticiens de notre belle station nivernaise limitaient cette activité thérapeutique aux *inerties utérines*, vaguement délimitées, ou, tout au plus, aux *atrésies* du col de la matrice qu'il s'agissait de dilater, plutôt par les manœuvres physiques de la balnéation que par un pouvoir spécial de la station hydro-minérale elle-même contre la stérilité.

De nombreuses observations ont permis aux spécialistes compétents d'agrandir sensiblement le domaine gynécothérapique de Saint-Honoré. Dans tous les cas où la menstruation a besoin d'être excitée et activée ; dans les nombreuses variétés d'aménorrhée et de dysménorrhée, la

cure thermale est toute-puissante, pour la régu-
larisation de cette fonction primordiale, si juste-
ment baptisée « la boussole de la santé fémi-
nine ». Nous n'en exemptons même point les
dysménorrhées *membraneuses*, accompagnées d'ex-
foliation de la muqueuse utérine, si communément rebelles aux ressources ordinaires de la
médecine curative. Après toutes ces dysménies,
ce sont les *métrites* catarrhales des personnes
lymphatiques et herpétiques, qui sont le plus
remarquablement influencées par le traitement
thermal. Au bout de quelques jours, on constate
l'heureuse disparition des coliques et tranchées
utérines : les *leucorrhées* (parfois si abondantes,
chez des sujets qui coudoient de près la scrofule)
se tarissent, comme par enchantement. En même
temps, on voit s'atténuer cette irritabilité locale
et générale excessive, qui empoisonne l'existence
de tant de femmes et, par choc en retour, de
tant de maris !...

Les *endométrites* congestives, chez les arthritiques, sont prodigieusement amendées ou
complétement guéries par une ou deux saisons
à Saint-Honoré. Mais, où la cure thermale appa-
raît véritablement sérieuse et active, c'est dans
ces exsudations chroniques, interminables, du
bassin : *paramétrites* ou *périmétrites, adéno-
phlegmons,* etc..., à la condition, bien entendu,
que tout phénomène fébrile et toute phlogose
locale aient disparu. Dans ces cas anciens

(quelques-uns datant de plusieurs années),
nous voyons les irrigations vaginales prolongées
avec l'eau de Saint-Honoré favoriser, en quelques
semaines, la régression néoplastique, au point de
fondre souvent des tuméfactions considérables.
Concurremment, les *déviations* se redressent ; la
santé et la validité de l'utérus et de ses annexes
étant admirablement restaurées dans leur pro-
cessus nutritif normal, le retour à l'état fluxionnaire se trouve ainsi enrayé : c'est de cette
manière que l'on peut rompre, définitivement,
ces enchaînements inflammatoires , d'origine
apparemment microbienne, et dont la voie de
transmission semble s'opérer par les gros troncs
lymphatiques. Cette action *résolutive* de l'eau de
Saint-Honoré ne s'étend pas seulement aux
phlegmons péri-utérins et autres *pelvi-péritonites*
(si rebelles, pourtant, à la gynécologie de cabinet) : elle s'étend aux *salpingites* et *ovarites*. C'est
là une action bonne à faire connaître, en cette fin
de siècle où la chirurgie abuse de l'impunité qui
lui est assurée par les nouveaux pansements,
pour castrer et *laparotomiser* tant de malheu-
reuses ! Bien plus, à la suite de ces graves trau-
matismes opératoires, une cure thermale bien
faite peut encore avoir l'inappréciable avantage
de remédier aux troubles fonctionnels et à la
déséquilibration, si communes chez les opérées,
en supprimant les crises hystériformes et les
désordres nerveux post-opératoires.

Les *fibro-myômes* utérins sont, parfois aussi, justiciables de Saint-Honoré. On obtient (habituellement même) la cessation des pertes, la diminution du volume du ventre, la disparition des douleurs liées aux poussées hépérémiques : bref, les tumeurs fibreuses amendées et rendues tolérables, et l'état constitutionnel amélioré, — tels sont les résultats ordinaires de la cure hydrominérale, que tous les médecins ont le devoir de conseiller avant une intervention opératoire remplie d'*aléas!* Il en est de même de certains kystes ovariens au début, et de ces *oophoro-salpingites*, que l'on décrit aujourd'hui sous le nom d'*annexites* et de *péri-annexites*.

Les contre-indications gynécothérapiques de Saint-Honoré sont : les périodes aiguës et fébriles, les états névralgiques violents, la ménopause, avec mouvements congestifs hémorrapares bien dessinés, et, enfin, la carcinose et les tumeurs malignes.

La cure thermale s'opère au moyen de l'eau en boisson, des bains naturels prolongés, avec ou sans speculum grillagé, des bains de siége à eau courante, des douches lombaires, des douches ascendantes, des irrigations et douches vaginales. L'hydrothérapie, la natation en piscine, les pratiques du massage jouent un rôle adjuvant, souvent indispensable.

Dans les grandes névralgies pelviennes, dont la cause intime est plus centrale que périphé-

rique, plus médullaire qu'utérine, le traitement
hydrominéral, bien dirigé, supprime l'éréthisme
douloureux, par ses vertus sédatives et hyposthénisantes sur l'appareil utéro-ovarien. C'est ainsi
que Saint-Honoré a pu figurer parmi les eaux
dites « imprégnatrices » des anciens cliniciens.
En guérissant le catarrhe ou l'irritabilité utérine,
la cure thermale ouvre, en effet, les voies à une
heureuse grossesse ultérieure.

L'action intime de Saint-Honoré est localement
microbicide, tonique et stimulante, par la thermalité naturelle et les principes sulfureux ; *détersive
et cicatrisante, résolutive et eutrophique,* par le
soufre et surtout par l'arsenic. Probablement
aussi, c'est à l'arsenic qu'est due cette modération de la susceptibilité fluxionnaire et névropa-
thique de l'appareil génital féminin : les eaux
sulfureuses ne sont point, en effet, coutumières
d'entraîner la sédation et l'ischémie locales.

Bref, on peut, sans aucun danger, soigner, à
Saint-Honoré, toutes gynécopathies, depuis les
simples suites de couches jusqu'aux métro-
annexites les plus invétérées : tarir les glaires,
hydrorrhées et leucorrhées, granulations, tuméfactions du col ; avoir raison de cette infirmité si
réfractaire, le *prurit génital* ; guérir les engorgements péri-utérins chroniques, les érosions et
ulcérations du col, et toutes ces affections *torpides,* désespérantes, de la sphère utéro-ovarienne.
Mais ce qui explique surtout la ténacité de la

cure saint-honoréenne, c'est l'action générale, *totius substantiæ* et définitive, réalisée et obtenue par le moyen des eaux prises en boisson. *La femme est un utérus avec des organes autour* (Peter); mais la plupart des affections secrètes du beau sexe, si elles ont pour cause provocatrice l'état puerpéral, ont pour causes *constitutionnelles* l'arthritisme, la scrofule ou l'herpétisme, contre lesquels Saint-Honoré possède un pouvoir héroïque, ainsi que nous l'avons dit plus haut.

L'action spéciale du soufre et de l'arsenic pour le traitement des anémies et du lymphatisme nous explique suffisamment aussi pourquoi la station de Saint-Honoré est essentielle, dans la cure ou la prophylaxie des affections chroniques de l'enfance. L'anémie et le lymphatisme servent, ordinairement, de supports, en effet, à la plupart des dystrophies du jeune âge. On voit des enfants, atteints d'impétigos tenaces, de rhinites suppurées, d'oto-conjonctivites strumeuses, de rhumatisme infantile, de chorée, d'altérations ostéo-articulaires profondes, revenir guéris ou foncièrement amendés, après une saison thermale entière à Saint-Honoré. Il faut aussi faire séjourner en cette station les jeunes sujets atteints d'engorgements lymphatiques et d'indurations glandulaires, ainsi que les adénopathies bronchiques accompagnées d'asthme.

Sous l'influence de l'eau, *intus et extra*, les enfants lymphatiques gagnent des oxydations plus énergiques et des cellules plus aptes à s'approprier le fer et la fibrine, si mal utilisés par tous les tissus à vitalité affaiblie. Longtemps, la thalassothérapie a occupé toute la place, pour le traitement des états asthéniques et lymphatiques. Aujourd'hui, on reconnaît que bien des strumeux sont doublés de neuro-arthritiques, dont le système nerveux, trop émotif, supporte mal l'eau et l'air de la mer. Maintenant que les cliniciens ont préparé, contre la balnéation maritime, la plus juste des réactions, on peut voir, journellement, quels services Saint-Honoré est capable de rendre, dans la cure des *ostéites*, *caries*, *arthrites*, *trajets fistuleux* dus à des esquilles, *coxalgies*, *tumeurs blanches*, adénites rebelles, etc., et dans toutes ces maladies infantiles interminables, que la mer améliore parfois chez les scrofuleux, mais exaspère habituellement chez les arthritiques. Or, l'arthritisme héréditaire, bien connu depuis les travaux de Verneuil et de sir James Paget, est plus fréquent et plus fertile en lésions suppuratives, chez les enfants, qu'on ne le supposait autrefois. Toutes les maladies de faiblesse, toutes les convalescences et les débilités qui succèdent communément aux graves *maladies de l'enfance* : les amygdalites à répétition, les adénômes du pharynx, les bronchites inexpugnables, la coqueluche si rebelle, la tuberculose pulmonaire ou l'adénopathie bronchique, etc., etc. : tout ce cortége d'affections, désolantes pour les parents, s'évanouit, après un mois de séjour à Saint-Honoré. Non-seulement les enfants digèrent à merveille une eau qui s'adapte aux besoins de leur délicate organisation ; mais encore ils en tirent de grands avantages, en injections, dans les coryzas chroniques avec ozène, les écoulements purulents des oreilles, etc., etc., ou bien en douches locales et pulvérisations.

IV.

Les eaux transportées.

Par leur faible altérabilité, les sources de Saint-Honoré se placent en tête des eaux faites pour l'exportation. Elles conservent, indéfiniment, sous tous les climats, leurs précieuses propriétés expultrices, altérantes et dynamogéniantes.

Il est aujourd'hui à peu près établi que Saint-Honoré renferme, par litre, PLUSIEURS MILLIGRAMMES D'ARSÉNIATE DE FER, SOLUBILISÉ DANS L'EAU, GRACE A L'HYDROGÈNE SULFURÉ.

Quoi d'étonnant que de telles eaux agissent comme médicament d'épargne, reconstituant le globule sanguin altéré, et tonifiant l'économie tout entière ? Quoi d'étonnant que Saint-Honoré développe l'appétit, modère les combustions, répare les lésions, stimule la nutrition, favorise les fonctions de la peau et du poumon, guérisse les maladies cutanées et respiratoires ? La découverte moderne de l'arsenic explique une action intime longtemps méconnue dans son essence. Mais Saint-Honoré est non-seulement une eau *sulfo-arsenicale*, c'est-à-dire unique en son genre, c'est, on peut le dire, un *médicament* COMPLEXE. Reportez, chers lecteurs, vos yeux sur l'analyse que nous vous avons donnée précédemment, et qui a été refaite, à diverses époques, avec le plus grand soin. Outre l'arsenic et le soufre, vous voyez la richesse de ces eaux en *bicarbonates, silicates, iodures, lithine, fer, maganèse*. Aussi l'Assistance publique a-t-elle, depuis longtemps, admis Saint-Honoré au nombre des eaux à fournir dans les hôpitaux, l'expérience ayant, d'ailleurs, pleinement démontré qu'elles supportent admirablement l'embouteillage et même l'action de l'air.

A la source, ce travail d'embouteillage est fait, d'ailleurs, avec une extrême habileté, et une quantité considérable de bouteilles est expédiée, tous les ans, au loin, sans aucune altération possible. On a débouché, après dix-huit mois, des bouteilles de Saint-Honoré, *qui n'avaient rien perdu ni de leur composition ni de leur sulfuration*. Limpides et assez agréables à boire, malgré une saveur un peu hépatique. ces eaux, transportées, conservent leurs propriétés apéritives et digestives si remarquables. Les praticiens les conseillent volontiers, pures ou coupées, dans *l'asthénie* et les *maladies générales* cachectisantes, dans le *diabète* ancien, le *rhumatisme* chronique, la *scrofule*, l'*anémie*, la *syphilis*, le *diabète herpétique* ou *eczémateux*, et dans toutes les *maladies des voies respiratoires en général*.

Prises habituellement, elles ne tardent pas à augmenter les forces vitales. Elles ont surtout la curieuse propriété de solliciter (plus encore peut-être qu'à la source) la sécrétion urinaire. On voit souvent les malades, sous cette influence, rendre de petits graviers qui obstruaient leurs reins. L'eau de Saint-Honoré transportée est fort utile dans la chlorose ; elle enraye les symptômes de cette *cachexia virginum* et fortifie l'estomac, toujours affaibli dans les *pâles couleurs*. Elle constitue, du reste, une manière fort utile d'administrer le fer aux sujets qui tolèrent mal les préparations martiales. Reconstituantes, à cause de leur minération riche et variée, les eaux de Saint-Honoré conviennent admirablement à tous les sujets *lymphatiques*, aux *convalescents*, aux individus *affaiblis* par des maladies graves ou par des excès de diverses natures. Chez la jeune fille, contre la chlorose et les irrégularités menstruelles; chez la jeune femme, aux suites pénibles des couches, pour réparer les forces et favoriser l'*involution utérine*; pour restaurer la circulation, rétablir les sécrétions, réinstaller définitivement la vigueur physiologique chez les malades ; rien n'est plus favorable que la cure de Saint-Honoré à domicile. Inutile d'ajouter qu'elle prépare la *vraie saison aux sources* et qu'elle permet, loin de la station, de poursuivre un traitement hydro-minéral commencé. Tout cela s'explique par ce que nous avons dit de Saint-Honoré et surtout par la composition *exceptionnelle* de ses eaux fort remarquables.

Dans les *maladies respiratoires*, les médecins conseillent de boire l'eau transportée, mêlée à des sirops calmants ou à des infusions béchiques bouillantes. Il est toujours bon, en effet, de tiédir l'eau au bain-marie, pour la rapprocher de sa température originelle, et la rendre plus animée, *plus vivante*, pour ainsi dire, ce qui ajoute évidemment à son *action dynamique* intime.

La dose est de un à deux verres pour les enfants et de trois à quatre verres pour les grandes personnes.

V.

Appréciations et références.

« Les baigneurs reviennent de Saint-Honoré ravis des paysages gracieux et nobles que leur ont offerts les bois, les étangs, les sources et les rochers. »   ELISÉE RECLUS.

« Les eaux de Saint-Honoré ont toute une histoire, dit M. Richard Cortambert. Il est à peu près certain que la célèbre table de Pentinger les indique sous le nom d'*Aquæ Alisencii*. Ses sources étaient estimées, honorées par les Romains. Les Thermes ont été retrouvés presqu'intacts. Des pièces de monnaie, jetées sans doute dans les piscines par quelques baigneurs reconnaissants, ne laissent aucun doute sur leur antique renommée. »

« L'inégalité de puissance qui existe entre les principales sources est un bienfait pour la station thermale. Bon nombre de malades chez lesquels l'une produit une excitation trop vive, peuvent facilement être amenés à se servir d'une autre après quelques jours de traitement. »

A. PARMENTIER.

Le Dr PILLIEN (l'un des premiers médecins qui aient exercé dans la station) recommandait surtout les eaux de Saint-Honoré dans tous les cas d'affections de la peau à forme *squammeuse*...

Le Dr ALLARD leur reconnaît une action hyposthénisante et *sédative* des plus remarquables sur l'état général, en même temps qu'une action *spécifique* dans les catarrhes laryngo-bronchiques.

Le Dr Ern. BARRAULT : « La phthisie pulmonaire, principalement chez les strumeux, les *catarrhes scrofuleux des bronches* et du larynx : voilà les applications communes de Saint-Honoré... La *chlorose*, les douleurs et les *paralysies rhumatismales* y sont toujours heureusement influencées... »

Le Dr RACLE affirme que l'action de nos eaux se traduit immédiatement par la reprise des forces et un singulier état de *remontement* général, dont l'explication, dit-il, est à trouver. (Racle ignorait la présence de l'arsenic dans l'eau de Saint-Honoré.)

Les professeurs SOUBEYRAN et ALIBERT insistent aussi sur cette action reconstituante, qu'ils considèrent comme inexplicable.

Le Dr Paul LABARTHE : « Saint-Honoré est une station très-importante au point de vue de l'efficacité des eaux et au point de vue de sa situation au centre de la France, où elle est *la seule sulfureuse*. Aussi voit-elle augmenter chaque année le nombre des malades qui viennent lui demander l'amélioration ou la *guérison* de leurs maux. »

Le Dr Constantin JAMES : « Elles ont une efficacité réelle contre les maladies cutanées et en particulier contre l'*eczéma*, l'impétigo, le lichen. Elles conviennent aussi dans les leucorrhées et l'engorgement passif de l'utérus. Enfin, leur extrême *digestibilité* dissipe facilement les saburres des premières voies. »

Le Dr DARRALDE demande « pourquoi aller aux Pyrénées, puisque Saint-Honoré a toutes les propriétés des Eaux-Bonnes, et, selon tous les auteurs, possède dans les maladies de poitrine et la phthisie *une immense valeur médicinale* ? »

Le Dr Emile BÉGIN : « Transportée même, elle est souveraine dans les affections des bronches, qui coïncident d'une manière si intime avec les affections cutanées. Il suffit de la doser et de ne pas se laisser distraire dans son emploi par quelques phénomènes, tels que mouvement fébrile, agitation nocturne, chaleur et démangeaisons à la peau, toutes choses qui témoignent de l'*efficacité* du remède. » (*France médicale.*)

Le Dr E. BENOIST : « Saint-Honoré réussit dans toutes les manifestations du lymphatisme, depuis la simple anémie jusqu'à la scrofule prononcée : elle est le spécifique de tous les états caractérisés par la dépression des forces de la vie. » (*Union médicale.*)

Cette opinion était celle de l'illustre BAZIN, qui adressait à notre station tous les malades affaiblis.

Le Dr BERNARD : « De toutes les sulfureuses, ce sont celles qui conservent le mieux, loin de la source, l'intégrité absolue de leur composition. »

Le Dr BARDET : « Reconstituantes et stimulantes, elles sont, à la fois, sédatives du système nerveux. »

Le Dr MONIN, spécialiste des maladies de la nutrition : « J'ai souvent eu l'occasion d'apprécier les vertus de Saint-Honoré, dans les atonies de l'estomac, avec ou sans ectasie, dans l'insuffisance de motilité gastro-intestinale, la constipation opiniâtre, etc... Je recommande aussi ces eaux (et surtout la source des Romains) contre le catarrhe gastrique : elles dissolvent la mucine, éloignent les saburres, réveillent la sécrétion pepsinifère et l'excrétion hépatique, en accélérant le péristaltisme mécanique du tube gastro-intestinal. »

Le Dr P. VERNON : « Cette belle station nivernaise, ce coin béni du Morvan, est appelé à être un *sanatorium* pour enfants. Il serait temps peut-être de réagir contre l'engouement exagéré de ceux qui ne rêvent que la médication marine, si souvent décevante, — alors que l'air des montagnes et *les thermes sulfo-arsenicaux de Saint-Honoré* possèdent, dans les cas de scrofulose les plus graves, l'action curative la plus indéniable!... » (*Revue de thérapeutique.*)

Le Dr SALES-GIRONS : « La température modérée des eaux de Saint-Honoré les recommande à la médecine, lorsqu'on sait que moins les eaux de cette espèce ont à se refroidir, moins elles sont susceptibles de décomposition, mieux *elles se conservent* en bouteilles, et mieux elles supportent le transport. »

Les maîtres les plus éminents de la Faculté de médecine, du corps médical des hôpitaux et des

médecins de Paris ont, d'ailleurs, adopté la station et y envoient leurs malades tous les ans.
Parmi eux, citons les professeurs Potain, G. Sée,
Hardy, Brouardel, Damaschino, Jaccoud ; les
docteurs Dujardin-Beaumetz, Fauvel, Huchard,
Rigal, Blache, Jules Simon, Robin, Monin, Cadier,
de Pietra-Santa, etc.

Voici encore quelques opinions de spécialistes
autorisés :

Le Dr FAUVEL : « Quand vous avez affaire à un
mauvais terrain constitutionnel, comme c'est
souvent le cas dans les affections qui nous occu-
pent, adressez-vous aux eaux de Saint-Honoré ;
vous avez là un admirable médicament naturel
qui, par sa composition si heureuse : soufre,
arsenic, fer, manganèse, répond à toutes les indications.

Le Dr CADIER : « Dans la phthisie laryngée, les
eaux de Saint-Honoré peuvent rendre de grands
services au début, lorsqu'on se trouve en présence de sujets scrofuleux à forme torpide.

» Comme caractéristique de Saint-Honoré, je
conseillerais cette station dans les cas de laryngite à forme torpide, mais cependant assez
excitable encore pour que l'on puisse craindre
une poussée trop active des eaux sulfureuses des
Pyrénées. » (*Cours professé à l'Ecole pratique de
la Faculté de médecine de Paris.*)

Le Dr GARRIGOU-DESARÈNES, professeur de cli-
niques des maladies des oreilles et du nez, s'ex-
prime ainsi : « Après avoir décrit les différentes
causes des écoulements de l'oreille, leur préférence chez les personnes un peu lymphatiques ou
eczémateuses, après avoir indiqué les traitements
locaux auxquels nous donnons la préférence,
nous avons souvent recours aussi à l'emploi des
eaux minérales. Il est des cas où, parmi celles-ci,
les sources de Saint-Honoré donnent de très-bons
résultats, expliqués par leur composition (oxyde
de fer, arsenic, manganèse et acide sulfhydrique).
Chez les malades lymphatiques, avec des manifestations eczémateuses subaiguës du côté des
conduits auditifs ou du nez, leur action thérapeutique se manifeste sans amener des poussées trop
violentes. »

Le Dr CAMPARDON : « Leur situation au centre
de la France rend ces eaux très-précieuses. Leur
faible sulfuration les rend très-utiles dans les
affections du larynx, des bronches à forme éré-
thique Si, au début, elles sont excitantes, les
chlorures de sodium et de potassium qu'elles
renferment les rendent, au bout d'un certain temps
de leur emploi, éminemment *reconstituantes* ;
ces chlorures agissent de concert avec les silicates
de potasse, de soude et de chaux, pour en faire
un médicament définitivement sédatif des affections de poitrine, du larynx et du rhumatisme. »

Le Dr Jules SIMON, médecin de l'hôpital des Enfants : « Les eaux de *Saint-Honoré*, prises à l'intérieur, sont bien supportées par les enfants qui n'é-
prouvent pas une excitation aussi grande qu'avec
les eaux pyrénéennes. Leur sulfuration faible, leur
thermalité peu élevée permettent d'en faire usage
chez les enfants, même un peu tourmentés par
un mouvement fébrile léger, avec perte d'appétit
et répugnance à prendre les aliments. Ainsi, au
centre de la France, sans un déplacement oné-
reux pour certaines familles de nos régions, vous
trouverez des eaux sulfureuses arsenicales, que
les enfants lymphatiques, scrofuleux et même
dartreux supporteront à merveille et dont ils
tireront profit dans les affections des muqueuses
et de la peau (coryza, pharyngite chronique simple, granuleuse, amygdalite, laryngite, trachéo-
bronchite chronique, scrofulides et herpétisme).»

On remarquera que nous n'avons point, au
cours des précédentes citations, donné les opinions des médecins de la station. Cette omission
a été faite à dessein, parce qu'elle permet (à l'aide
de l'*Index bibliographique* figurant à la fin de cette
notice) les recherches les plus capables d'éclairer
la religion du praticien.

Les travaux scientifiques du corps médical de
Saint-Honoré sont, d'ailleurs, trop nombreux et
importants, pour n'avoir droit qu'à une analyse
sèche et forcément incomplète.

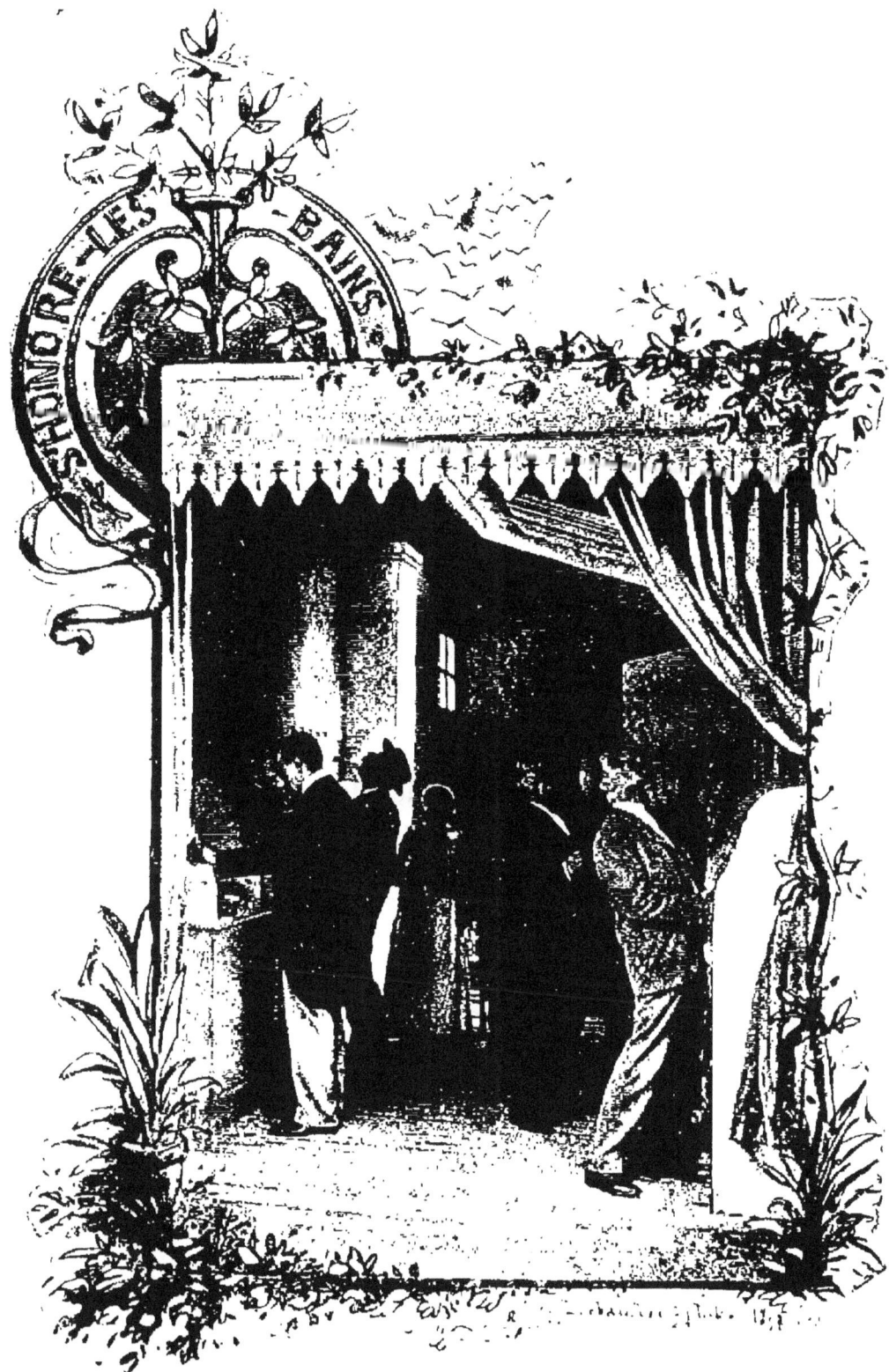

LE GARGARISME

LE SÉJOUR A SAINT-HONORÉ

Pour éviter les encombrements et les désagréments nombreux qui résultent d'un grand nombre de baigneurs en juillet et août, nous engageons les malades à choisir de préférence le mois de juin, ou après le 20 août. De l'avis de tous les médecins de la station, le mois de juin, en raison de l'époque des grands jours si propice pour le traitement externe (bains et douches), est très-favorable pour la cure thermale.

Saint-Honoré possède un bureau de poste, une station télégraphique, des maisons de commerce en tous genres et fort bien fournies. Depuis quelque temps déjà, le modeste village a fait place à une charmante petite ville, et le quartier des Thermes en est l'élégant faubourg.

Enfin le séjour, comparativement à celui des établissements similaires d'Enghien ou des Pyrénées, *coûte deux tiers en moins.*

La saison de l'Établissement thermal commence le 15 mai et dure jusqu'au 30 septembre.

Le cours de la Bourse est affiché tous les jours au Casino de l'Établissement.

CURIOSITÉS, DISTRACTIONS, BIEN-ÊTRE.

Les touristes et les baigneurs, dont le nombre s'accroît d'année en année à la station thermo-minérale de Saint-Honoré, trouvent non-seulement le luxe et le confortable dans l'aménagement de l'établissement, des hôtels et des villas, mais encore toutes les distractions désirables pour les personnes bien portantes ou malades.

La troupe, soigneusement recrutée par les soins de M. Santino Costa (l'intelligent directeur du Casino de Saint-Honoré) donne, chaque soir, des représentations d'opéras comiques, d'opérettes et de comédies. Un orchestre d'élite se fait entendre au parc trois fois par jour.

Grands bals, concerts, bals d'enfants.

Cercle nouvellement installé. MM. les Membres des divers grands cercles de France et de l'étranger y sont admis sur la simple présentation de leur carte.

Salon de lecture, café, salle de billard.

Jeux de petits chevaux, kermesse, jeux de lawn-tennis, balançoires, chevaux hygiéniques, Guignol lyonnais, billard anglais, toupie hollandaise, tir au pistolet et à la carabine, etc., etc.

Les personnes désireuses de se perfectionner dans l'art de l'*équitation* trouvent d'excellents maîtres au manége de M. Bertrand.

Chevaux de selle et de voiture pour les excursions.

Photographies, salons de coiffure, magasins de toute sorte, entourent le parc, pour la satisfaction et l'utilité des étrangers.

Les amateurs de pêche, à Saint-Honoré, sont à proximité de l'Aron, de la Dragne et de plusieurs ruisseaux qui regorgent de poissons et d'écrevisses.

LES EXCURSIONS A SAINT-HONORÉ.

Nous citerons, parmi les sites les plus enchanteurs de cet admirable pays, le château de la Montagne, habité par M. le général marquis d'Espeuilles : Saint-Honoré lui doit, ainsi qu'à son frère, M. le comte d'Espeuilles, sa prospérité et son relief. Tous les deux continuent et complètent l'œuvre commencée par leur père.

On arrive au château de la Montagne, demeure seigneuriale très-importante et remarquable par sa disposition intérieure, par le bois du Deffand, dont les arbres séculaires s'écartent, en mains endroits, pour livrer de fraîches allées vertes aux promeneurs. Il faut un quart d'heure de marche de l'Établissement au château.

CÉRAMIQUE. — On doit visiter aussi la fabrique de poterie et de faïences artistiques de Nevers proche du château. La fabrication embrasse toutes les branches de l'art céramique, depuis les vases les plus modestes jusqu'aux échantillons les plus artistiques de la vieille industrie nivernaise.

L'ÉTANG DU SEU, au milieu d'un paysage extrêmement gracieux et riant.

LA VIEILLE-MONTAGNE (557 mètres d'altitude). — Le sentier pour y arriver est âpre, mais on est largement récompensé par le panorama varié et étendu qui s'offre à la vue.

LE DÉSERT, qui mériterait plutôt d'être appelé « oasis »; LE VIEUX-CHÊNE, CLUZE-BARDENNE (*Clausum-Bardorum*), l'ancienne demeure des Bardes.

Plus loin, MOULINS-ENGILBERT montre aux visiteurs les vestiges de son vieux château-fort, la très-ancienne et assez curieuse église de Commagny, et plusieurs vieux hôtels, parmi lesquels se distingue celui de M. Paul de La Chaumelle.

LE LAC DES SETTONS. — Nous indiquerons comme la plus grande des curiosités du Morvan et de la France, l'admirable lac des Settons, à proximité de Saint-Honoré, qui est visité chaque année par plus de dix mille touristes et baigneurs.

Cette énorme masse d'eau (vingt-cinq millions de mètres cubes) contenue dans un bassin de plus de quatre cents hectares, alimente le ruisseau de la Cure, pour le flottage des bois, et le canal du Nivernais.

Ce lac, très-poissonneux, a vingt-sept kilomètres de pourtour. Dans ses îles foisonnent le lapin de garenne et le gibier d'eau. M. Denèfle, le fermier actuel, donne *en tout temps*, aux visiteurs, le droit de chasser et de pêcher et, prévenant les désirs de ses hôtes, met à leur disposition fusils, engins et barques.

Un hôtel confortable, de création récente, permet aux visiteurs d'y séjourner autant qu'ils le désirent. Sur la table, grâce au lac, abondent truites, féras, brochets, carpes, tanches, etc. — bécassines, canards, sarcelles, etc., et de délicieuses gibelottes.

Comme situation et végétation, le lac des Settons n'a rien à envier aux lacs les plus vantés de la Suisse et de l'Écosse.

PRIEURÉ DE MAZILLES. — Dans les environs de Saint-Honoré, tout établissement qui remonte à quelques siècles est invariablement assis sur des fondations gallo-romaines ; le prieuré de Mazilles et une grande partie du village se trouvent dans ces conditions. Naguère encore on y découvrit un four à chaux tout chargé, et dans l'intérieur des ossements humains, ceux du chaufournier peut-être, avec une médaille d'argent de Valentinien Ier. Le prieuré a été restauré par M. le baron d'Espiard avec l'amour du propriétaire et le respect de l'archéologue ; on y conserve une précieuse collection de médailles, de pierres gravées antiques, fruit de trente années de fouilles intelligentes dans les ruines du vieil Autun.

LA BUSSIÈRE. — Ce castel, reconstruit au quinzième siècle, est défendu des vents d'ouest et du nord par la Brosse-du-Bouquet et par la Vieille-Montagne ; situé à 375 mètres d'altitude, il occupe la plus gracieuse position qui se puisse rêver.

Au premier plan, à l'est, des bosquets de futaie servent de repoussoirs au paysage que dominent de leurs masses sombres Thouleurs et le Beuvray ; du sud à l'ouest, l'œil se fatigue avant d'atteindre les limites de l'horizon.

On ne saurait visiter ce site charmant sans l'aimer ; en le quittant, on souhaite de le revoir encore.

SEMELAY. — La visite du petit village de Semelay, situé sur un plateau que domine l'Alène, est une des promenades favorites des baigneurs. Elle ne demande pas plus de trois heures.

L'église romane de Semelay date du douzième siècle ; elle renferme des chapiteaux très-curieux représentant la tentation d'Ève, le Paradis, l'Enfer, la Volupté.

LAROCHEMILLAY. — On peut, pour se rendre à Larochemillay, passer par Champrobert et Thouleurs et revenir par Chiddes et la route de Luzy à Saint-Honoré. On visite le château perché sur un roc haut de cent mètres et le beau parc qui l'entoure. Très-belle vue.

NIRET et SANGLIER, à 8 kilomètres de Saint-Honoré, villages de la commune de Villapourçon, d'où l'on découvre un très-beau panorama sur les monts et les vallées du Morvan.

A côté de Sanglier se trouvent les carrières de marbre et de pyrite de Champrobert.

CHATEAU-CHINON, originalement perché à 609 mètres d'altitude, déroule, du haut de son château, une vue magnifique sur la vallée de l'Yonne et le Morvan. L'excursion, en suivant la route passant par Préporché, Onlay, Saint-Léger-de-Fougeret, est très-pittoresque.

LE BEUVRAY, sur le large plateau duquel était bâtie, autrefois, l'ancienne Bibracte. Les fouilles récentes qui y ont été faites ont reconstitué, d'une façon merveilleuse, toute la chaîne des habitants qui se sont succédé, tous les monuments de l'ancienne et célèbre cité. Aujourd'hui la science archéologique s'est emparée du Beuvray pour en arracher, par ses travaux, les œuvres des siècles écoulés.

Une *foire*, « la plus ancienne de France », se tient au Beuvray le premier mercredi de mai. Ce jour-là, les échos silencieux de la montagne retentissent de joyeux accords. Dès le matin des chars enrubannés gravissent les sentiers ardus, amenant joyeuse compagnie. On visite la chapelle de Saint-Martin, le grand catéchiste des Gaules ; la maison de M. Buliot, l'érudit archéologue d'Autun, etc.

Un panorama merveilleux se découvre du haut des 810 mètres du mont Beuvray ; son étendue est sans limite, rien n'arrête le regard, qui plonge au-delà des monts d'Auvergne. Toutes les chaînes des monts du

Mórvan et celles des monts du Forez se détachent, en ondes mouvementées, sous ces pics aigus et ces sommets saillants qui écrasent le reste. Ce spectacle est peut-être unique en France, et bien des gens cherchent à l'étranger, à grands frais, des impressions assurément inférieures à celles-là.

AUTUN (*Augustodunum*), ancienne capitale des Eduens, ville de 15,000 habitants. Sa cathédrale est un curieux monument du commencement du douzième siècle ; son élégant clocher (du quinzième siècle) a soixante-dix-sept mètres de hauteur. Belle fontaine de l'époque de la Renaissance.

Autun a conservé de nombreux monuments de l'époque romaine.

La station n'est qu'à deux heures de chemin de fer DU CREUSOT, le plus grand centre industriel de France. Les usines donnent, le soir, le spectacle le plus terrible et le plus inattendu. On croirait qu'une armée ennemie a mis le pays à sac et allumé, de toutes parts, un formidable incendie. Ce spectacle de guerre est donné par la paix ; cette copie effroyable de la dévastation est faite par l'industrie.

Du chemin de fer, on a pu apercevoir DECIZE, vieille ville située dans une île formée par la Loire et qui a joué un certain rôle dans l'histoire des Eduens. On y remarque une statue de Guy-Coquille, célèbre jurisconsulte du seizième siècle, et de belles promenades.

Près de Decize, LA MACHINE, importantes mines de charbon de terre exploitées par la Cie Schneider, du Creusot.

NEVERS, la capitale de l'ancien Nivernais et le
chef-lieu du département de la Nièvre, mérite qu'on
s'y arrête pour la visiter. C'est une ville de plus de
27,000 âmes, commerçante et industrielle, curieuse et
intéressante. Elle est située au confluent de la Nièvre
et de la Loire, sur la rive droite de cette rivière, où
ses maisons s'élèvent en amphithéâtre. Elle renferme
plusieurs monuments anciens, sa belle cathédrale,
l'église romane de Saint-Etienne, et des chapelles non
moins curieuses ; le château ducal, très-jolie construction de la fin du quinzième siècle, bâti par la famille
de Clèves et où siége aujourd'hui le tribunal ; la porte
de Paris, la porte du Croux, remarquable spécimen
de l'architecture militaire du seizième siècle. Elle
possède trois musées, une bibliothèque, différentes
fabriques de céramique ; les faïences artistiques de
Nevers sont célèbres et très-recherchées. Nevers enfin
est la patrie du poète Adam Billault.

Dans les environs de Nevers se trouve le magnifique
établissement des forges nationales de Guérigny, ainsi
que les forges et fonderies de Fourchambault et les
aciéries d'Imphy.

RENSEIGNEMENTS PRATIQUES POUR LES BAIGNEURS.

TARIF GÉNÉRAL

BOISSON.

L'abonnement est obligatoire pour les personnes qui font usage de l'eau minérale en boisson.

BOISSON ET GARGARISME.

Quelle que soit la durée du traitement, par
personne. . . . . 10ᶠ »
Pour une famille composée de plus de quatre
personnes en traitement et quel qu'en soit le
nombre. . . . . 40 »

La carte d'abonnement est personnelle et doit être présentée à toute réquisition des employés.

La bouteille ou carafe, droit de remplissage
(sans le verre). . . . . » 50

BAINS.

Nᵒ 1. Bains ordinaires :

De 5 heures à 7 heures du matin. 1 25
De 7 heures à 11 heures du matin. 1 75
De 2 heures à 3 heures du soir. . 1 25
De 3 heures à 6 heures du soir. . 1 75

2. Bain avec grande douche 2 50
3. Bain de vapeur. . . . . 2 »
4. Bain de pieds.. . . . . » 50
5. Bain de siége à eau courante.. . . 1 50
6. Bain de laveur. . . . . » 75
7. Piscine.. . . . . 1 »
8. Piscine réservée.. . . . . . . 2 »

DOUCHES.

No 1. Douche locale mobile prise dans le bain.   »ſ 50
    2. Douche ordinaire 1 50
    3. Douche ordinaire de plus de 2 minutes. 2 »
    4. Douche écossaise. 1 75
    5. Douche de vapeur , ... 2 »
    6. Douche utérine à température variable. . 1 50
    7. Douche froide en cercle (hydrothérapie). 2 »
    8. Douche froide ordinaire (hydrothérapie). 1 »
    9. Douche de pieds. . . . . 1 »
   10. Douche ascendante. . . . , . . . 1 »
   11. Douche verticale ou pleine, à température
       variable. 1 50

En aucun cas la douche ne devra dépasser un quart d'heure.

SALLES D'INHALATION.

Salle no 1. . . . . 1 50
Salle no 2. . . . . 1 »

SALLE DE PULVÉRISATION.

Pour une séance (l'eau chauffée ou à la température normale). 1 50

LINGE.

No 1. Un peignoir. . . . . » 20
    2. Une serviette. . . . . » 10
    3. Une serviette-éponge. . . . . . . » 15
    4. Une couverture de laine pour une saison 5 »
    5. Un peignoir de laine pour une saison. 5 »

CHAISE A PORTEUR.

Service des hôtels de l'établissement :

Aller et retour. 1 20
Aller ou retour. . . . . » 60
    Pour toute autre destination :
Aller et retour. 2 20
Aller ou retour. 1 10

On ne porte pas au bourg.

CHAISE ROULANTE.

Pour une heure. 2 30
    Service des hôtels de l'établissement :
Aller et retour. 1 20
Aller ou retour. . . . . » 60
    Service du bourg :
Aller et retour. . . . . 2 »
Aller ou retour. 1 50
    Pour toute autre destination :
Aller et retour. . . . . 2 »
Aller ou retour. 1 50

On ne rembourse pas la valeur des cartes délivrées.

Toute personne qui, pendant la saison, emportera ou se fera adresser une caisse d'eau, ne la payera par exception que 55 centimes la bouteille.

ABONNEMENT.

Abonnement pour une personne et pour une saison de la station de 21 jours consécutifs : 90 francs.

L'abonnement donne droit à tous les traitements ;
A deux peignoirs et deux serviettes pour un bain ;
A deux serviettes pour une douche de pieds ;
A une serviette pour la pulvérisation.

Sur une ordonnance d'un médecin de la station, la durée du traitement pourra être portée à 30 jours.

La carte d'abonnement est personnelle et doit être présentée pour obtenir le traitement ; elle doit en outre être signée de l'abonné et du Directeur.

Cette carte n'est pas reprise par l'Administration et ne peut être cédée.

Dans cet abonnement, le prix des chaises à porteurs et des chaises roulantes n'est pas compris.

CASINO

---

*Conditions d'abonnement donnant droit aux soirées musicales
ou dansantes et aux représentations théâtrales.*

	Du 1G juin au 31 août
PAR ABONNEMENT :	
Pour une personne seule et pendant 25 jours.	25f »
Pour deux personnes de la même famille.	35 »
Pour trois personnes de la même famille.	45 »
Pour une famille de quatre personnes.	55 »
POUR LES PERSONNES NON ABONNÉES :	
Par personne et par jour.	3 »
En plus pour location de place. . .	0 50
Prix des places au théâtre Guignol. .	0 50

NOTA. — Les cartes d'abonnement pour le Casino sont personnelles et doivent être présentées à toutes demandes des employés du Casino. Elles donnent droit aux représentations du théâtre Guignol pour le titulaire et ses enfants.

La Direction pourra, une fois par semaine, disposer soit d'une matinée, soit d'une soirée pour un concert, pour un

bal d'enfants, ou une représentation en faveur de tel artiste
qu'elle croira convenable d'admettre, et, dans ce cas, toute
entrée sera payante.

Le salon du Casino est fermé, tous les soirs, à onze
heures, et les jours de bal, à minuit. — Le Casino et ses
dépendances sont exclusivement réservés aux baigneurs.

**Les Abonnements, les Billets, ainsi que la
Location des Places, se prennent au Café
du Casino.**

*Pour les places numérotées, 5 fr. en plus par
personne et par semaine.*

EXPÉDITION DES EAUX

L'expédition des eaux se fait par caisse de 20,
30, 40, 50 bouteilles ou quart de bouteille et en
vrac.

N. B. — On trouve l'eau de Saint-Honoré chez
tous les pharmaciens et marchands d'eaux minérales.

*Pour tous renseignements, s'adresser au Direc-
teur de l'Établissement thermal de Saint-Honoré-
les-Bains (Nièvre).*

Bibliographie de Saint-Honoré

(XIXe SIÈCLE SEULEMENT)

1. — PARTIE HISTORIQUE.

BERTHAUD (Léonard). — AYMOIN. — NÉE DE LA RO-
CHELLE. — GUY-COQUILLE. — Histoire du Nivernais.
CAZIOT, curé de Saint-Honoré. Ses *Notes* ont été
publiées par M. GUENEAU dans le *Journal de la
Nièvre.*
BAUDIAU (l'abbé). — Le Morvand. *(Nevers.)*
BULLIOT. — Mémoires de la Société Éduenne.
—   Essai sur le système défensif des Romains dans le pays Eduen.
1853. AVRIL (J.-B.). — Annales des actes et délibérations
du Conseil général de la Nièvre, de 1787 à 1853
(t. II, pages 178 et suivantes).
1865. COLLIN (E) et CHARLEUF. — Guide médical et pitto-
resque à Saint-Honoré.
1873. BOGROS (D^r). — A travers le Morvan.
GUENEAU. — Saint-Honoré-les-Bains. Notice histo-
rique.
1885. BINET. — Saint-Honoré-les-Bains. Guide descriptif,
naturaliste et médical.
1887-1888. COLLIN (Henry). — Etudes archéologiques sur
Saint Honoré et ses environs. 1er mémoire. La
butte du Puits-des-Bois d'Arcis. — Guide pit-
toresque et médical à Saint-Honoré. Illustra-
tions de Stop et Riou. *(Paris.)* Lecène et Oudin.

2. — PARTIE MÉDICALE.

1814. BACON-TACON. — Observation sur la nature et les
heureux effets des eaux thermales de Saint-
Honoré-les-Bains (Nièvre). *(Lyon)*
1817. PILLIEN. — Essai topographique, etc., sur les eaux
de Saint-Honoré. *(Auxerre.)*
1852. OSSIAN (Henry). — Eau minérale sulfureuse et
thermale de Saint-Honoré-les-Bains.

1859. ALLARD. — Les eaux thermales et sulfureuses de
Saint-Honoré. (*Strasbourg*.) — Note sur l'aménagement des eaux et des vapeurs sulfureuses à
Saint-Honoré. — Du traitement de la scrofule par
les eaux sulfureuses. (*Annales de la Société d'hydrologie*, t. V.) — Des eaux sulfurées thermales de
Saint-Honoré (*Gazette des Eaux*.) — Notice sur les
eaux sulfureuses thermales de Saint-Honoré. —
Eaux de Saint-Honoré. Esquisse d'une monographie.
(*Revue d'hydrologie médicale*, 1ʳᵉ année, pages 60
et suivantes.) — Considérations sur le traitement
thermal des affections pulmonaires. (*Annales de la
Société d'hydrologie*, t. III.)

1860-1861. ALLARD — Le rhumatisme à Saint-Honoré.
, (*Annales de la Société d'hydrologie*, t. VII.)
— Essai sur l'arthritis des viscères. (*Annales
de la Société d'hydrologie*, t. VII.)

1864. COLLIN (E.). — Du traitement des affections pulmonaires par les inhalations de Saint-Honoré. (*Annales de la Société d'hydrologie*.)

1870-1872. COLLIN (E.). — De quelques améliorations ap-
portées à l'établissement thermal de Saint-
Honoré et d'un nouveau mode d'embouteillage
des eaux sulfureuses. *Paris*) — Saint-Honoré-
les-Bains. Eaux sulfurées sodiques.

1874. COLLIN E.) — Etude sur l'hérédité de la syphilis.
(*Lyon*.) — Du diagnostic de la congestion pulmonaire de nature arthritique, et de son traitement
par les eaux de Saint-Honoré.

1876. ODIN et COTTON. — L'arsenic dans les eaux sulfureuses de Saint-Honoré. (*Mémoire de priorité
présenté à l'Académie de médecine.*)

1877. COLLIN (E.) — Etudes médicales sur Saint-Honoré.

1879. BREUILLARD. — Les eaux thermales de Saint-Honoré-
les-Bains. Etude médicale.

1880. COLLIN (E.) — La goutte et le rhumatisme. (*Annales
de la Société d'hydrologie*)
ODIN. — Note sur le dosage de l'arsenic dans les
eaux de Saint-Honoré. (*Lyon médical, Courrier
médical.*)

1881. BINET. — Etude clinique et climatologique sur Saint-
Honoré-les-Bains.

1883. COLLIN (E.). — Du diagnostic des affections pulmonaires de nature arthritique.
ODIN. — De la solubilité de l'arséniate de fer dans
les eaux de Saint-Honoré. (*Mémoire lu à l'Académie de médecine, Lyon médical.*)

1885. COLLIN (E.) — Etude pour servir au diagnostic de l'herpétisme. (*Annales de la Société d'hydrologie*)

    ODIN. — Les eaux de Saint-Honoré. (*Guide médical aux villes d'eaux du docteur Macé.*)

    BINET. — Influence des eaux de Saint-Honoré sur la capacité vitale et la sécrétion urinaire. (*1er mémoire lu à l'Académie de médecine.*)

    COLLIN (Henry). — Etude historique et médicale sur les eaux de Saint-Honoré-les-Bains. (*Thèse récompensée par l'Académie de médecine.*)

    COMOY. — Notice sur les eaux thermales de Saint-Honoré.

1886. BREUILLARD. — Note sur l'inhalation à Saint-Honoré-les-Bains. (*Lechevallier, Paris.*)

    COLLIN (Henry). — Etude médicale sur les eaux de Saint-Honoré-les-Bains. (*Paris.*)

1887. BINET. — Des indications thérapeutiques des eaux de Saint-Honoré. — Influence des eaux de Saint-Honoré sur la sécrétion urinaire. 2e mémoire. Asthme et urticaire.

    ODIN. — Notice sur l'origine géologique des eaux de Saint-Honoré. (*Imprimerie Chaix.*)

    COLLIN (E.). — Etude sur la congestion pulmonaire chez les arthritiques, les herpétiques et les scrofuleux. (*Paris.*)

    COLLIN (Henry). — Etudes thérapeutiques sur les eaux de Saint-Honoré. 1er mémoire. Syphilis et eaux sulfureuses.

1888 ODIN. — Notice sur les eaux de Saint-Honoré. (*Nevers.*)

    BREUILLARD. — Atmiatrie ou inhalation médicamenteuse et gazeuse. (*Annales de la Société d'hydrologie, t. XXXIII.*)

    COLLIN (E.). — Rapport sur les eaux de Saint-Honoré-les-Bains (Nièvre). Médaille d'or de l'Académie de médecine de Paris. (*Paris.*)

    COMOY. — Guide. Album illustré par M. Bajot.

    BREUILLARD. — Du massage pneumatique. *Masson.* (*Paris*).

    BINET. — Sur un nouveau spiromètre.

1893. ODIN. Les eaux de Saint-Honoré.

1896. COMTE (Raoul). — Notice médicale sur les Eaux thermales de Saint-Honoré. (*Paris.*)

MARCHE DES TRAINS

DE PARIS A VANDENESSE-SAINT-HONORÉ
Par la Bourgogne

		1re,2e,3e cl.	1re,2e,3e cl.	1re classe.	1re,2e,3e cl.
Paris..	dép.	10 20 s.	9 32 m.	11 » m.	1 5 m.
Sens.	dép.	1 33 m.	12 28	1 21 s.	5 2
Laroche. . . . {	arr.	2 37	1 30 s.	2 10	6 8
	dép.	2 50	2 40		6 45
Auxerre. . . .	dép.	3 28	3 17		7 26
Clamecy . . . {	arr.	5 2	5 3		9 12
	dép.	5 29	5 14		10 36
Vandenesse - Saint - Honoré. . . . arr		8 22 m.	7 41 s.		2 4 s.

DE PARIS A VANDENESSE-SAINT-HONORÉ
Par le Bourbonnais

		1re,2e,3e cl.	1re,2e,3e cl.	1re, 2e cl.
Paris.	dép.	7 55 s.	10 45 s.	8 55 m.
Montargis . . . . . . {	arr.	9 51	2 15 m.	11 10
	dép.	9 56	2 32	11 47
Nevers. . . . . . . {	arr.	12 23 m.	6 7	2 19 s.
	dép.	1 59	7 23	2 34
Cercy. . . . . . . {	arr.	3 3	8 40	4 5
	dép.	3 20	8 48	4 16
Vandenesse-St-Honoré.	arr.	3 34 m.	9 2 m.	4 30 s.

DE MARSEILLE ET LYON A RÉMILLY

		Express.	Rapide.	Express.	Omnibus.
Marseille . . .	dép.	1 50 s.	7 55 s.	11 20 s.	» »
Lyon . . . . {	arr.	9 56	1 8 m.	6 41 m.	» »
	dép.	11 27	1 18	7 10	11 8 m.
Mâcon	dep.	1 24 m.	2 26	8 47	1 27 s.
Chagny.	arr.	3 8	3 30	10 11	3 46
Chagny.	dép.	4 28		11 »	4 35
Rémilly. . . .	arr.	8 9 m.		2 16 s.	8 4 s.

5

Nantes. . . . . dép.	3 5 s.	» »	11 40 s.
Angers.	4 55	» »	1 35 m
Tours . . . . arr.	7 11	» »	4 6
Vierzon . . . . . . arr.	10 29 s.	» »	7 56 m.

Bordeaux. . . . . . dép.	11 56 m.	» »	10 47 s.
Angoulême	2 58 s.	» »	12 58
Poitiers.	5 4	» »	2 53 m.
Tours. . . . . . . ⎰ arr.	7 11	» »	4 50
⎱ dép.	7 20	» »	5 11
Vierzon.. . . . . . . arr.	10 29 s.	» »	7 56 m.

Périgueux. . . dép.	12 45 s.	12 45 s.	6 21 s.	11 31 m.
Limoges.	3 51	4 13	9 12	2 5 s.
Vierzon. . . . . arr.	7 34 s.	9 42 s.	12 58 m.	6 38 m.

Vierzon . . . . dép.	8 28 s.	10 55 s.	2 40 m.	8 22 m.
Bourges.	9 35	11 35	3 34	9 33
Nevers.. . . . . arr.	11 39 s.	1 33 m.	5 59	11 46
Nevers . . . . . dép.	1 59 m.		7 23	2 34 s.
Vandenesse-St-Honoré.	3 34 m.		9 2 m.	4 30 s.

Nîmes. . . . . dép.	8 14 m.	» »	12 42 m.
Langogne.	2 4 s.	3 55 s.	4 54
Arvant	5 30	7 36	7 44
Clermont-Ferrand. . . .	7 45	9 6	9 10
Gannat. . . . . ? . . .	9 3	9 51	9 55
Moulins	12 8	11 8	11 33
Nevers. . . . . . . ⎰ arr.	1 33 m.	12 8 m.	12 40 s.
⎱ dép.	1 59 m.		2 34
Vandenesse-St-Honoré. arr.	3 34 m.		4 30 s.

Belfort. . . . . dép.	6 14 s.	» »	8 17 m.	10 41 m.
Besançon.	9 6	5 7 m.	11 30	2 10 s.
Vesoul.	5 11	» »	5 3 s.	9 50 m.
Gray.	8 54	5 59	8 50	2 42 s.
Dôle	12 55 m.	6 41	12 55 m.	3 31
Dijon. . . . . . dép	2 24	8 58	2 48	6 »
Chagny. . . . . arr.	3 13	10 19	3 49	6 54
Chagny. . . . . dép.	4 28	11 »	4 35 s.	7 17
Rémilly. . . . arr.	8 9 m.	2 16 s.	8 4 s.	10 4 s.

INDIQUANT

LES DIFFÉRENTS TRAJETS A SUIVRE

POUR SE RENDRE A SAINT-HONORÉ

Versailles PARIS Vitry-le-F. Nancy

Provins

Juvisy Melun Epinal

Chartres Co-beil Moret Fontainebleau Montereau

Troyes Chaumod

Malesherbes Sens

Montargis Laroche

Beaune-la-R. Châtillon-s-S.

Auxerre

Blois Orléans Ninis

Gien Cravant les Laumes

Pomarentin Argent Cosne Avallon Gray

Vierzon Sancerre Clamecy

Loches Nevers S. HONORÉ Dijon

Issoudun Bourges Beaune

Saint Vandenesse Autun Chagny

Châteauroux cercy-la Remilly Etang

St Amand Gilly Monichanin Châlon

le Blanc la Châtre Gueret Digoin Paray-l-M. Loulans

Montluçon Moulins Cluny Mâcon

Lavaud-Fr. St Germain-d-F. Bourg

St Sulpice-L. Gannat Vichy Roanne Tarare

Riom Thiers l'Arbresle Lyon

Limoges Clermont-Fd Montbrison

Ussel Ambert St Etienne

Tulle Arvant

Brive

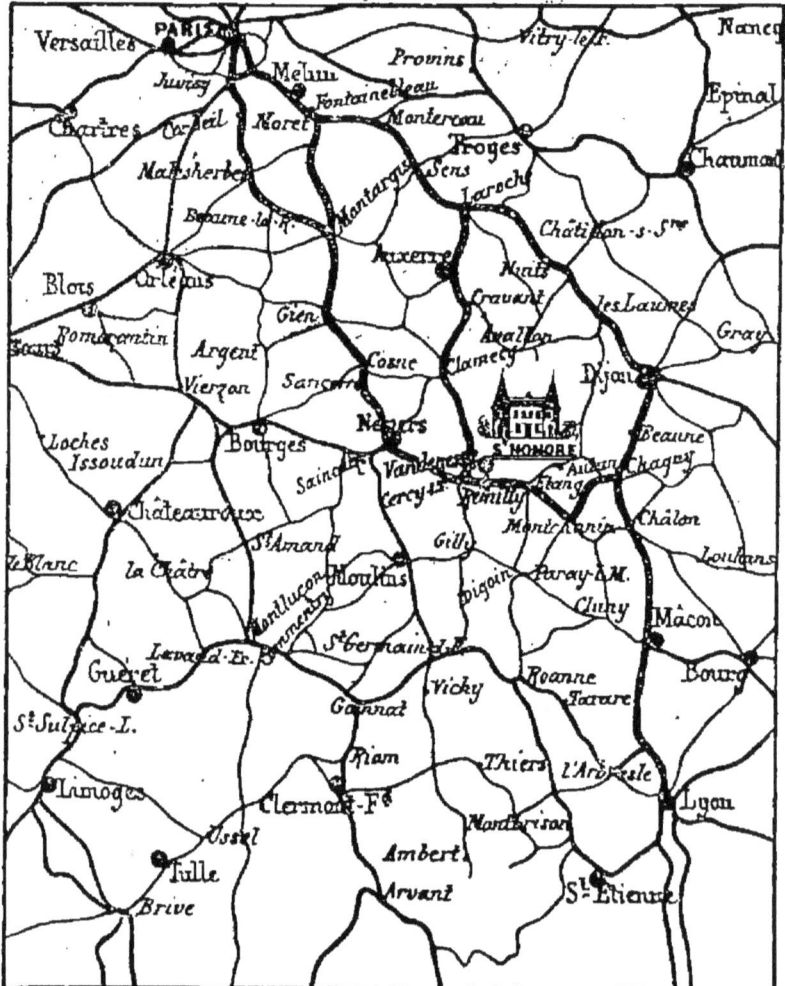

V. Duvivier - dessinateur

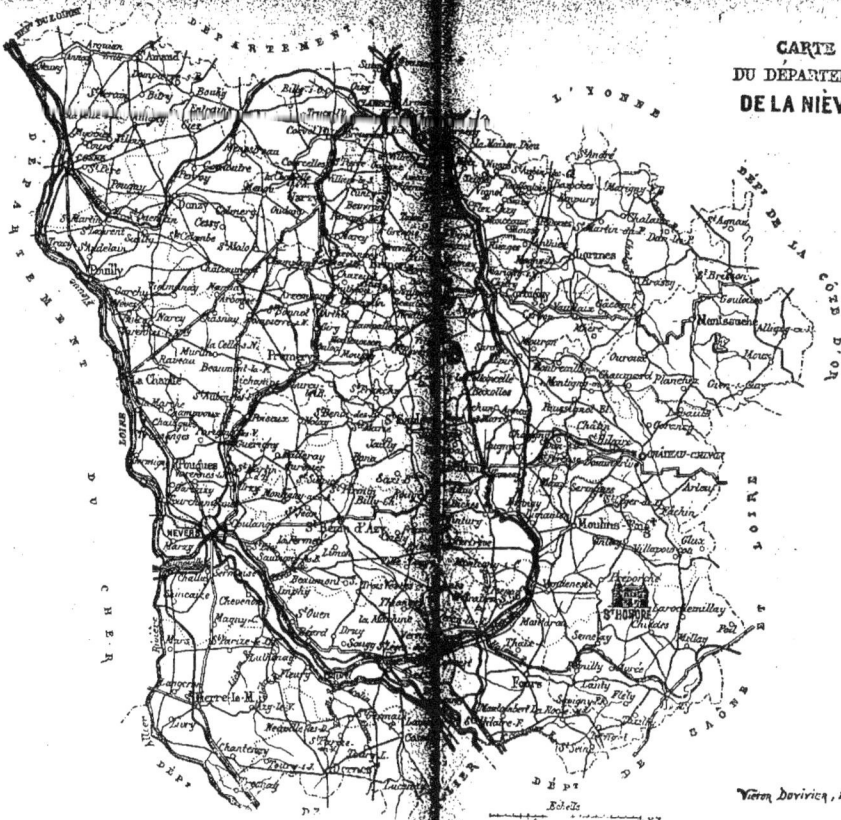

CARTE
DU DÉPARTEMENT
DE LA NIÈVRE

TABLE

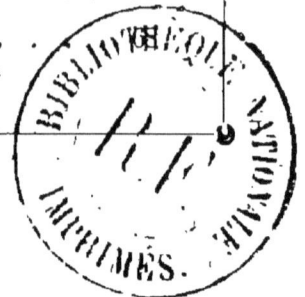

Pastilles St-Honoré

VÉRITABLE GARGARISME SEC

Aux principes synthétiques des eaux thermales

ASSOCIÉS AUX

Sels de cocaïne, codéïne, chlorate de potasse et à l'alcoolature d aconit,

CONTRE

Angines, maux de gorge, asthme, catarrhe, bronchites, granulations, mauvaise haleine, laryngites et affections de la gorge et des voies respiratoires.

En dehors de l'usage des eaux de Saint-Honoré, les malades seront heureux de trouver, dans certains cas qui demandent une action plus prompte, un moyen facile de se procurer un soulagement immédiat en attendant l'époque de la saison thermale.

Les pastilles Saint-Honoré, d'un usage agréable, viennent heureusement mettre à leur disposition ce précieux moyen.

En effet, aux éléments déterminés par l'analyse des eaux viennent s'ajouter les effets curatifs de la cocaïne, de la codéïne, du chlorate de potasse et de l'alcoolature d'aconit, effets si connus, si appréciés du corps médical tout entier.

Aussi, cette association, dans les pastilles Saint-Honoré, de principes curatifs de premier ordre, en font un médicament précieux, véritable gargarisme qui, fondant lentement dans la bouche, peut puissamment compléter les bons résultats de l'inhalation et de l'usage des eaux thermales.

En effet :

1º La codéine et la cocaïne y apportent contre l'élément douleur leur rôle calmant et anesthésique ;

2º L'alcoolature d'aconit est celui de tous les médicaments qui exerce sur les cordes vocales, les affections de la gorge et des voies respiratoires, la meilleure influence. Et les effets du chlorate de potasse ne sont-ils pas depuis longtemps les plus appréciés comme modificateurs des muqueuses ?

Les pastilles Saint-Honoré pourront donc être prescrites avec un constant succès dans les affections indiquées ci-dessus.

Il est très-opportun de les employer dans les épidémies de coqueluche, rougeole, scarlatine, croup. Elles conviennent principalement aux **orateurs, chanteurs, professeurs** et **principalement** à toutes les personnes qui fatiguent de la voix, qu'elles conserveront claire en prenant deux pastilles avant de parler et deux après.

Mode d'emploi : Pour les adultes et dans les affections aiguës, 8 à 10 par jour entre les repas ; 5 à 6 comme complément du traitement des eaux. Pour les enfants, 4 à 8 selon les âges et les cas. Ne pas en donner aux enfants au-dessous de cinq ans.

Nevers, G. Vallière, imp.

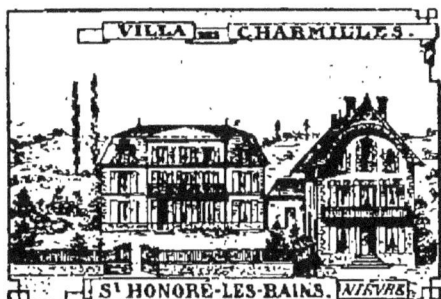
6

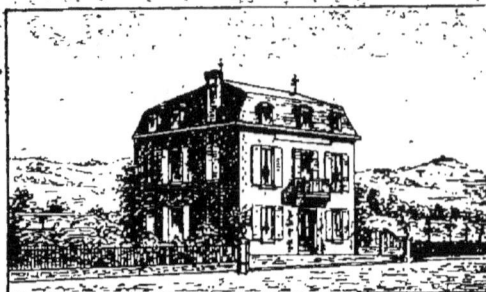

VILLA DES ROSES

Maison meublée pour familles.

PIERDET, Propriétaire.

Vue magnifique sur le château de la Montagne et sur la
Vieille-Montagne.

Jardin potager et d'agrément.

La Maison contient onze pièces parfaitement meublées à neuf.

HOTEL BEL-AIR

(PARIS)

Tenu par COLNER, propriétaire.

(PRÈS DE L'ÉTABLISSEMENT)

TABLE D'HOTE et PRIX MODÉRÉS

CUISINE BOURGEOISE

MAISON JOYEUX

APPARTEMENTS MEUBLÉS

pour Familles

A proximité de l'Établissement.

Route de Rémilly.

Il existe encore, à Saint-Honoré, beaucoup d'autres habitations spécialement aménagées pour les baigneurs ; citons : les hôtels du Parc et de la villa Vaux-Martin ; l'hôtel Hardy, l'hôtel de France, l'hôtel Maribas, l'hôtel des Thermes ; les villas des Romains, Sainte-Marie, Marguerite, du Gué, Amélie, des Bruyères, Thérèse, des Acacias, Serpolette, etc.; les maisons meublées Pommeret, Havequez, Poitou, Couperet, Loriot, etc.

HOTEL DE LA PAIX

à NEVERS, en face de la Gare

SERVICE SOIGNÉ

REPAS A PRIX FIXE ET A LA CARTE

FABRIQUE

DE

Poterie de grès et de Faïence artistique

DE SAINT-HONORÉ

La fabrication de Saint-Honoré comprend tous les produits de l'art céramique : les objets de poterie les plus modestes comme les pièces les plus élégantes de faïence artistique connue sous le nom de faïence de Nevers, qui jouit partout d'une réputation si grande et si méritée.

Les baigneurs peuvent visiter la fabrique de céramique de Saint-Honoré tous les jours.

Bibliothèque de l'Établissement thermal

La bibliothèque de l'établissement thermal tient à la disposition des baigneurs un grand choix de

LIVRES NOUVEAUX ET DE PUBLICATIONS ILLUSTRÉES

Collection des Guides et notices sur Saint-Honoré.

Annuaire administratif et commercial de la Nièvre.

Dictionnaire géographique et administratif des hameaux, châteaux, fermes, lieux-dits, etc., du département.

JOURNAUX DE PARIS & DU DÉPARTEMENT

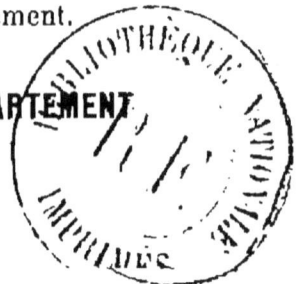

www.ingramcontent.com/pod-product-compliance
Lightning Source LLC
Chambersburg PA
CBHW071233200326
41521CB00009B/1460